Mayada JEMAA
Khouloud ATTI

Tecnologia de nanopartículas em endodontia

AF568527

Mayada JEMAA
Khouloud ATTI

Tecnologia de nanopartículas em endodontia

ScienciaScripts

Imprint

Any brand names and product names mentioned in this book are subject to trademark, brand or patent protection and are trademarks or registered trademarks of their respective holders. The use of brand names, product names, common names, trade names, product descriptions etc. even without a particular marking in this work is in no way to be construed to mean that such names may be regarded as unrestricted in respect of trademark and brand protection legislation and could thus be used by anyone.

Cover image: www.ingimage.com

This book is a translation from the original published under ISBN 978-620-6-71300-5.

Publisher:
Sciencia Scripts
is a trademark of
Dodo Books Indian Ocean Ltd. and OmniScriptum S.R.L publishing group

120 High Road, East Finchley, London, N2 9ED, United Kingdom
Str. Armeneasca 28/1, office 1, Chisinau MD-2012, Republic of Moldova, Europe
Printed at: see last page
ISBN: 978-620-8-26809-1

Copyright © Mayada JEMAA, Khouloud ATTI
Copyright © 2024 Dodo Books Indian Ocean Ltd. and OmniScriptum S.R.L publishing group

ÍNDICE

INTRODUÇÃO

A endodontia é um ramo da medicina dentária que se ocupa do órgão pulpar e dos tecidos periapicais. A cavidade oral está constantemente exposta a uma multiplicidade de microrganismos. presentes na placa dentária. As bactérias do biofilme dentário podem formar uma comunidade complexa que protege os microrganismos patogénicos, os agentes antimicrobianos e escapa aos mecanismos de defesa do hospedeiro. Embora tenham sido feitos progressos significativos nas técnicas endodônticas, subsistem alguns desafios, nomeadamente a erradicação eficaz de infecções persistentes e a obturação hermética do sistema de canais radiculares. As infecções podem também propagar-se a partir de outras áreas do corpo através da corrente sanguínea. O sucesso do tratamento endodôntico depende da eliminação completa das bactérias e do tecido danificado do canal. No entanto, estudos clínicos demonstraram que as bactérias persistem apesar da utilização de agentes antimicrobianos eficazes. A anatomia complexa do sistema de canais radiculares pode permitir que as bactérias se localizem em áreas inacessíveis aos agentes antimicrobianos. Além disso, a eficácia dos agentes antibacterianos pode ser limitada por factores como a concentração, o tempo e o volume utilizados nos canais radiculares. Ao longo dos anos, a endodontia tem beneficiado de avanços significativos nos materiais e técnicas utilizados no tratamento. A nanotecnologia foi definida pela National Nanotechnology Initiative(154) como a criação de materiais, dispositivos ou sistemas funcionais através do controlo de nanopartículas. Estas medem entre 1 e 100 nanómetros (nm) e têm suscitado um interesse crescente como componentes-chave na endodontia. Devido ao seu pequeno tamanho, as nanopartículas (NPs) têm uma grande área de superfície por unidade de massa, o que lhes confere propriedades únicas e um melhor desempenho em comparação com as suas congéneres de maior dimensão. Podem ser mais reactivas quimicamente, ter diferentes pontos de fusão ou de ebulição, apresentar uma melhor condutividade eléctrica ou térmica e podem mesmo ter propriedades ópticas diferentes. As suas aplicações em endodontia são vastas e variadas. Entre elas contam-se a melhoria das propriedades dos materiais de restauração utilizados, a modulação das propriedades antimicrobianas para combater infecções bacterianas persistentes e a promoção da regeneração tecidular para restaurar a vitalidade da polpa dentária. O objetivo do nosso trabalho é, em primeiro lugar, definir a nanotecnologia e fazer um balanço das nanopartículas mais utilizadas em endodontia. Em segundo lugar, descreveremos as diferentes aplicações clínicas das nanopartículas em endodontia.

CLASSIFICAÇÕES

Devido ao seu tamanho extremamente pequeno, as nanopartículas têm uma vasta gama de propriedades e aplicações. Para melhor compreender e classificar estas nanopartículas, foram estabelecidos vários critérios de classificação. Entre estes critérios, a configuração estrutural surge como um dos mais relevantes. Em função da sua configuração estrutural, as nanopartículas podem ser agrupadas em três categorias principais: nanopartículas orgânicas, nanopartículas inorgânicas, nanopartículas à base de carbono e nanopartículas compósitas. (74)

1- Nanopartículas orgânicas (75)

Como o seu nome indica, são constituídos por substâncias orgânicas como proteínas, polímeros, lípidos, hidratos de carbono, etc. Alguns dos exemplos mais conhecidos são os lipossomas, os dendrímeros, as micelas e a ferritina. Entre os exemplos mais conhecidos contam-se os lipossomas, os dendrímeros, as micelas e a ferritina (Fig.1). São geralmente não tóxicos, biodegradáveis e têm interações intermoleculares não covalentes que são frequentemente instáveis. Além disso, o desenvolvimento de nanopartículas orgânicas biodegradáveis, que atenuam os problemas de toxicidade associados à utilização de nanopartículas metálicas, está a suscitar um interesse genuíno, levando à sua rápida utilização nos domínios biomédico e farmacêutico.

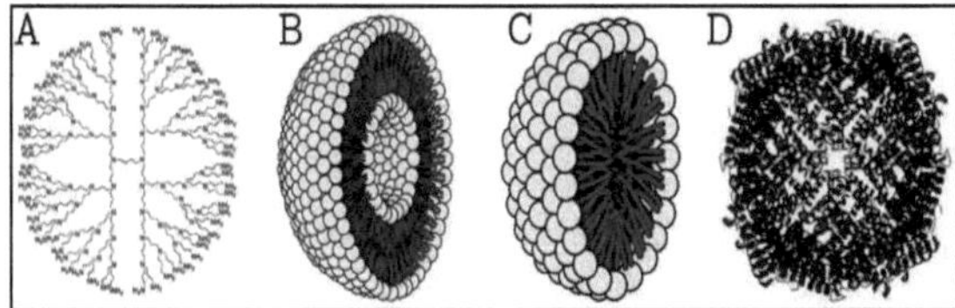

Figura 1: Nanopartículas orgânicas: (A) Dendrímeros; (B) Micelas; (C) Lipossomas e (D) Ferritina.(75)

2- Nanopartículas à base de carbono (75)

As nanopartículas desta categoria são constituídas exclusivamente por carbono. Devido às suas propriedades físico-químicas únicas à escala nanométrica (elevada condutividade eléctrica, afinidade eletrónica, elevada resistência, propriedades térmicas e ópticas) e às caraterísticas distintivas das ligações sp2 hibridizadas do carbono, as nanopartículas à base de carbono têm uma vasta gama de aplicações na administração de medicamentos, na bioimagem e na monitorização da ecologia microbiana. Entre os exemplos contam-se os fulerenos, o grafeno, os nanotubos de carbono, as nanofibras de carbono e o negro de carbono (Fig.2).

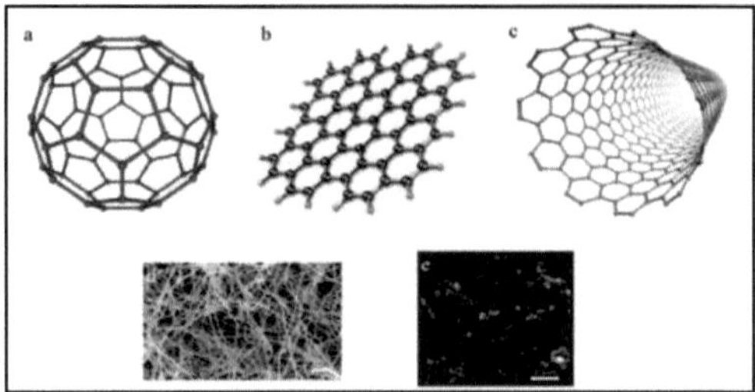

Figura 2: Nanopartículas à base de carbono: (A) fulerenos; (B) grafeno; (C) nanotubos de carbono; (d) nanofibras de carbono e (e) negro de fumo.(16)

3- **Nanopartículas inorgânicas**

As nanopartículas inorgânicas estão a suscitar um interesse crescente porque oferecem propriedades deslumbrantes como a não toxicidade, a biocompatibilidade, a hidrofilicidade e uma estabilidade significativa em comparação com os materiais orgânicos. (16) Esta classe inclui :

▪ **Nanopartículas metálicas** (16)**:** são conhecidas pelas suas caraterísticas distintivas, como a elevada relação superfície/volume, o tamanho dos poros, a carga superficial e a densidade de carga superficial, as estruturas cristalinas e amorfas, as formas esféricas e cilíndricas e a cor, a reatividade e a sensibilidade a factores ambientais como o ar, a humidade, o calor e a luz solar, etc. Os exemplos mais utilizados são: ouro (Au), prata (Ag), zinco (Zn), cobalto (Co), cobre (Cu), alumínio (Al), cádmio (Cd), ferro (Fe) e chumbo (Pb).

▪ **Nanopartículas de óxidos metálicos** (16)**:** São sintetizadas a partir das respectivas nanopartículas metálicas, através de uma reação de oxidação, de modo a aumentar a sua reatividade e eficiência.

▪ **Nanopartículas semicondutoras** (67)**:** Estas são caracterizadas por propriedades entre metais e não metais. De um ponto de vista estrutural, estas nanopartículas semicondutoras apresentam grandes intervalos de banda, que são responsáveis por uma alteração significativa das suas propriedades à medida que o intervalo de banda é ajustado.

▪ **Nanopartículas cerâmicas** (129)**:** São estruturas inorgânicas formadas principalmente por carbonatos, carbonetos, fosfatos e óxidos de metais e metalóides, como o titânio e o cálcio. São principalmente utilizadas em aplicações biomédicas devido à sua elevada estabilidade e capacidade de carga.

4- **Nanopartículas compósitas**

Trata-se de combinações de nanopartículas com outras nanopartículas ou de nanopartículas combinadas com materiais maiores ou estruturas mais complexas. Por conseguinte, são nanomateriais multifásicos com uma fase à escala nanométrica (74).

AS NANOPARTÍCULAS MAIS UTILIZADAS EM ENDODONTIA

1- Quitosano

1-1- Definição (7)

O quitosano (CS) é um composto orgânico, policátionico e um polímero muito abundante na natureza, com uma estrutura e propriedades específicas. Este biopolímero é um derivado desacetilado da quitina, obtido comercialmente a partir de camarões e caranguejos (um polímero de N-acetilglucosamina) por desacetilação 2-4 alcalina (Na OH, 40-50%). Sendo um polissacárido catiónico, em condições de pH neutro ou básico, o quitosano contém grupos amino livres e é, portanto, insolúvel em água. São normalmente utilizadas soluções aquosas de ácido acético a 1-3% para solubilizar a CS. (114)

1-2- Propriedades

As nanopartículas de quitosano (CS-NP) são biocompatíveis com os tecidos vivos, uma vez que não provocam reacções alérgicas nem rejeição. De facto, decompõem-se lentamente em produtos inofensivos (amino-açúcares), que são completamente absorvidos pelo corpo humano. São decompostos sob a ação de fermentos. Por conseguinte, não são tóxicos e são facilmente eliminados do organismo sem provocar reacções secundárias concomitantes. (7) A estrutura do quitosano é semelhante à dos componentes da matriz extracelular, pelo que é utilizado para reforçar as construções de colagénio. Por exemplo, em medicina geral, é útil como um penso que imita a matriz extracelular nativa, assegurando o microambiente adequado da ferida, acelerando assim a cicatrização. Estas nanopartículas são conhecidas pelas suas excelentes propriedades antibacterianas, antivirais e antifúngicas. Quando atacam bactérias, as bactérias gram-positivas foram mais sensíveis do que as gram-negativas, enquanto as bactérias gram-negativas foram menos sensíveis. As concentrações inibitórias mínimas (CIM) variaram de 18 a 5000 ppm, dependendo do organismo, do pH, do peso molecular, das modificações químicas, da presença de lípidos e proteínas e, sobretudo, do grau de desacetilação (DD), que se sabe influenciar a atividade antibacteriana. Quanto mais elevado for o DD, maior será o número de grupos amino por unidade de glucosamina e, por conseguinte, maior será a eficácia antibacteriana do quitosano. (122) Além disso, as nanopartículas de quitosana podem oferecer boa capacidade de adesão, coagulação e imunoestimulação. (32)

2- Grafeno e seus derivados

2-1- Definição

O grafeno (G), o elemento mais fino e mais forte que se conhece, é uma das formas cristalinas do carbono. Trata-se de uma folha atómica bidimensional, com menos de 10 nm de espessura, composta por átomos de carbono hibridizados com sp2 dispostos numa estrutura em favo de mel. Foi isolado com êxito por Geim e Kostya pela primeira vez em 2004. (61, 90) O grafeno tem dois derivados principais, nomeadamente o óxido de grafeno (GO) e o óxido de grafeno reduzido (rGO). O GO pode ser obtido por oxidação da grafite e o rGO pode ser sintetizado por redução do GO. (127)

2-2- Propriedades

2-2-1- Biocompatibilidade

O grafeno e os seus derivados têm suscitado um grande interesse nos domínios da biomedicina e da medicina dentária. Consequentemente, a sua citotoxicidade tem sido sistematicamente examinada antes da sua aplicação clínica. Foi avaliada a toxicidade biológica dos nanomateriais à base de nanopartículas de grafeno (G-NP) em várias linhas celulares, incluindo fibroblastos, células epiteliais e células neuronais. Esta é descrita por mecanismos comuns, incluindo a produção de espécies reactivas de oxigénio (ROS), danos nas membranas celulares e alterações na expressão de genes relacionados com a apoptose. Os resultados de estudos in vitro e in vivo mostraram que a citotoxicidade do grafeno e dos seus derivados é influenciada por vários factores, como a sua concentração, forma, tamanho, dispersibilidade e superfície funcional. (149) Foi estudada a biocompatibilidade oral de alguns nanomateriais à base de grafeno, principalmente óxido de grafeno, óxido de grafeno reduzido, resina de polimetilmetacrilato (PMMA) carregada com nanopartículas de grafeno-prata (G-AgNP) e conjuntos de alginato de sódio incorporados (GOSA/rGOSA). O efeito citotóxico mais fraco nas células estaminais do folículo dentário humano (hDFSCs) foi observado com GO, induzindo stress oxidativo sem danificar a membrana celular. No que diz respeito ao grafeno dopado com azoto, o bom perfil de segurança verifica-se a uma concentração de 4 μg/mL e, se for excedida uma concentração de 40 μg/mL, haverá uma redução da viabilidade celular e danos na membrana por efeitos mecânicos. (90) Em contraste, a resina PMMA carregada com G-AgNP foi capaz de diminuir a viabilidade de queratinócitos orais displásicos e células estaminais da polpa dentária (DPSC), mas a viabilidade celular permaneceu superior a 75% em comparação com os controlos. Outro estudo realizado por Dreanca et al. 2020(51) avaliou a biocompatibilidade de dois materiais compósitos dentários à base de grafeno, um cimento e um compósito de restauração híbrido fotopolimerizável. Os resultados 7 semanas após a implantação destes materiais num defeito mandibular, mostraram a ausência de citotoxicidade significativa in vitro em hDFSCs e queratinócitos orais displásicos, e a ausência de sintomas in vivo de toxicidade aguda ou inflamação local nos animais. Este facto demonstra a boa biocompatibilidade dos compósitos dentários à base de grafeno (90) De um modo geral, a maioria dos estudos demonstrou que o grafeno e os seus derivados são materiais biocompatíveis que também podem ser utilizados na engenharia de tecidos. (65)

2-2-2- Atividade antimicrobiana

Para além da biocompatibilidade, a eficácia antimicrobiana contra os agentes patogénicos orais é essencial para o sucesso dos biomateriais. Os nanomateriais à base de grafeno e os seus derivados têm atividade antibacteriana contra bactérias Gram-positivas e Gram-negativas e são bactericidas contra a maioria dos microrganismos patogénicos dentários. Um estudo realizado por Liu et al. 2011, (91) comparou a eficácia antimicrobiana da grafite, do óxido de

grafite, do GO e do rGO em função do tempo e da concentração quando expostos a Escherichia coli (E. coli). Os resultados deste estudo mostraram que o GO apresentou a maior atividade antibacteriana, com 69,3% de inativação das células bacterianas, em comparação com a grafite, o óxido de grafite e o rGO, que apresentaram taxas de inativação de 26,1%, 15% e 45,9%, respetivamente. A maior parte destas propriedades bactericidas aparece durante as primeiras quatro horas de interação com estes derivados de grafeno. A indução de stress oxidativo foi sugerida como um processo chave no mecanismo antibacteriano (109).
Uma investigação realizada por Chen J et al. em 2020(42) revelou que a adição de 2% por peso reduzido de nanopartículas de grafeno-prata em iões de vidro provocou uma redução significativa do número de Streptococcus mutans (S. mutans). Os resultados deste estudo validaram a eficácia dos nanomateriais à base de grafeno e dos seus derivados na inibição direta de bactérias, contribuindo também indiretamente para melhorar as propriedades antibacterianas dos nanomateriais metálicos, em particular as nanopartículas de óxido de zinco (ZnO), prata e cobre. O GO pode também ser combinado com novas tecnologias para obter a sua atividade antibacteriana contra S. mutans através da administração de ácidos nucleicos e fotossensibilizadores. (90) (Fig. 3 (A))

No entanto, as G-NPs têm atividade antibacteriana de uma forma dependente da dose. De facto, em concentrações elevadas, as GO inibem a formação de biofilmes de bactérias Gram-positivas e Gram-negativas, e em concentrações baixas, as GO podem promover a sua formação, criando uma reação completamente oposta à pretendida. Para uma concentração inferior a 50 μg/ml de GO numa solução de meio nutriente, não só se verificou uma ausência de atividade antimicrobiana, como o GO promoveu o crescimento bacteriano, actuando ele próprio como biofilme (127).

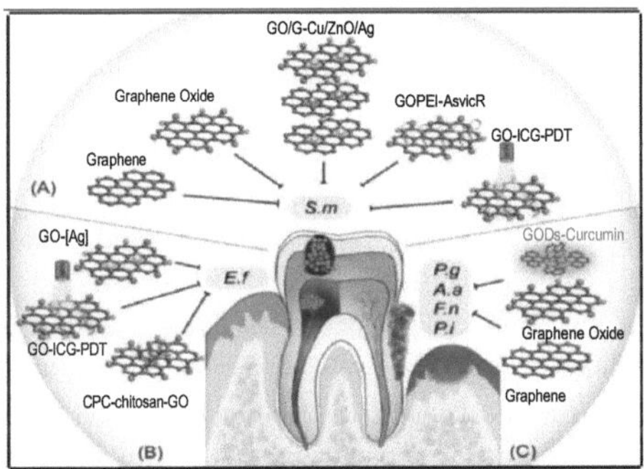

Figura 3: Ação antibacteriana das nanopartículas de grafeno e seus derivados sobre as bactérias orais(90).
Inibição de bactérias cariogénicas :
Controlo da infeção da polpa dentária.
Supressão dos agentes patogénicos periodontais.

2-2-3- Outras propriedades [82]

A origem das extraordinárias propriedades do grafeno reside na sua estrutura única em forma de favo de mel. Cada átomo de carbono do grafeno está ligado a três átomos vizinhos por ligações covalentes. Este facto confere-lhe uma rigidez estrutural excecional, que contribui para as suas formidáveis propriedades mecânicas, com um módulo de Young de 1 TPa, uma resistência à tração de 130 GPa e um módulo de elasticidade de 32 GPa. No entanto, um átomo de carbono tem quatro ligações, enquanto no grafeno cada átomo contribui com um eletrão não ligado, que é livre de se mover através do cristal, resultando numa excelente condutividade eléctrica. O grafeno tem também uma condutividade térmica superior (5300 Wm-1K) e uma mobilidade eletrónica ultra-elevada (250 000 cm^2 /Vs) à temperatura ambiente. A velocidade excecional de transporte de portadores (até 40 GHz), o transporte de corrente (elevado até 109A/cm^2), a área superficial específica máxima (2630 m^2 g-1) e as magníficas propriedades ópticas são também notáveis. (82)

3- O dinheiro

3-1- Definição

As nanopartículas metálicas são conhecidas pelas suas propriedades físico-químicas únicas. As nanopartículas de prata (AgNPs) são as mais fascinantes das nanopartículas metálicas envolvidas em aplicações biomédicas. As nanopartículas de prata ou nanosilver são um material metálico baseado em átomos de prata cujo tamanho se situa geralmente entre 1 e 100 nm. Tal como acontece com a síntese de nanopartículas metálicas, foram adoptados vários métodos físicos, químicos e biológicos para a síntese de nanopartículas de prata (103). A abordagem química, mais frequentemente utilizada em medicina dentária, baseia-se na redução química das nanopartículas de prata. Na abordagem física, os métodos de síntese de AgNP baseiam-se essencialmente na evaporação-condensação e na ablação por laser. No entanto, a síntese biológica ou "química verde" é um método em rápido desenvolvimento utilizado no desenvolvimento de nanopartículas de prata. Os organismos procarióticos, como as bactérias, e os organismos eucarióticos, como os fungos e as plantas, são utilizados como potenciais redutores biológicos para a redução de iões metálicos. Esta técnica parece ser uma alternativa sustentável para tornar o processo de síntese mais amigo do ambiente, menos complicado e menos dispendioso do que os métodos químicos e físicos. A biocompatibilidade é uma vantagem fundamental desta técnica, especialmente em aplicações biotecnológicas, nomeadamente nos domínios médico, farmacológico e biológico. Em medicina dentária, os organismos habitualmente utilizados para a síntese de nanopartículas de prata são as plantas. (1, 103)

3-2- Propriedades

3-2-1- Biocompatibilidade

A aplicação de nanopartículas de prata na cavidade oral, para combater doenças infecciosas e micróbios, requer explorações in vitro e in vivo para examinar os efeitos indesejáveis destes produtos, e também para cumprir os requisitos de segurança e biocompatibilidade. Além disso, a toxicidade está sempre relacionada com a dose administrada e a duração do contacto. A consideração do contacto direto com a cavidade oral, os dentes e os tecidos circundantes é de importância crucial devido aos efeitos potencialmente nocivos do tratamento com nanopartículas de prata no contexto das aplicações endodônticas. (25) Como agentes de irrigação, as nanopartículas de prata a uma concentração de 50 μg/ml (0,005%) demonstraram propriedades antibacterianas, enquanto concentrações superiores a 80 μg/ml podem ser consideradas citotóxicas. Estudos realizados por Frankova et al. em 2016,(57) indicaram que as nanopartículas de prata com uma estrutura esférica, com um tamanho médio de 10 nm, são susceptíveis de serem biocompatíveis com queratinócitos e fibroblastos.(25)

3-2-2- Atividade antimicrobiana

Entre as nanopartículas metálicas, as nanopartículas de prata são de particular interesse para a investigação, devido ao seu potencial antimicrobiano e à sua atividade biológica contra bactérias, fungos e vírus envelopados. As caraterísticas biológicas da prata, em particular a sua atividade antibacteriana, deram a este elemento uma reputação significativa na medicina dentária. De facto, as AgNPs demonstraram uma ação antibacteriana de largo espetro, visando tanto bactérias Gram-positivas como Gram-negativas, bem como várias estirpes resistentes a medicamentos. (25)

É importante notar que as propriedades antibacterianas da prata são principalmente atribuíveis às taxas de libertação de iões de prata (Ag^+). Esta libertação de iões Ag^+ é mais pronunciada quando são utilizadas nanopartículas de prata finas (tamanho de partícula < 10 nm) do que quando são utilizadas partículas maiores, o que resulta numa maior eficácia antibacteriana. (25) Globalmente, os iões de prata perturbam as moléculas de ATP, interferem com a replicação do ADN, desencadeiam a formação de ERO e causam danos diretos na membrana celular, levando à rutura dos organelos celulares internos e, em última análise, à morte bacteriana.

As AgNPs também têm uma ação antibacteriana contra bactérias Gram-negativas, criando buracos na parede celular. Como resultado, uma membrana com esta morfologia apresenta um aumento significativo da permeabilidade, levando à morte celular (25). De acordo com os resultados de Holla et al. em 2012, (93) uma concentração inibitória mínima de 0,04 mg/ml de AgNPs inibe eficazmente o Streptococcus mutans.Além disso, Chávez-Andrade et al. em 2019(41) analisaram as propriedades antimicrobianas e anti-adesivas de nanopartículas de prata revestidas com álcool polivinílico e farnesol contra Entérococcus faecalis (E.faecalis), Candida albicans (C.albicans) e Pseudomonas aeruginosa (P.aeruginosa). Os resultados destas investigações demonstraram a eficácia das AgNPs como adjuvante do tratamento endodôntico, tanto para a desinfeção do canal radicular como para a inibição da formação de biofilme (146).

As nanopartículas de prata foram inicialmente estudadas pelo seu potencial antimicrobiano contra bactérias. No entanto, também demonstraram ser eficazes contra vários tipos de vírus, incluindo o vírus da imunodeficiência humana (VIH), o vírus da hepatite B, o vírus do herpes simplex tipo 1, o vírus sincicial respiratório (VSR), o vírus da gripe, o vírus Tacaribe e o vírus da varíola do macaco (59).

As AgNPs foram sugeridas para promover a cicatrização de feridas devido às suas potenciais propriedades biológicas (propriedades antibacterianas, propriedades antioxidantes, efeitos anti-inflamatórios). As AgNPs são compatíveis com fibroblastos e queratinócitos, demonstrando uma capacidade de inibir a produção de citocinas pró-inflamatórias como a IL-6, a IL-1 beta e o fator de necrose tumoral (TNF)-alfa (4). Por fim, vamos analisar a atividade antifúngica das nanopartículas de prata, que foi avaliada por Keuk-Jun Kim et al. em 2008.(80) Os resultados mostraram que as AgNPs exibiram efeitos antifúngicos sobre os fungos testados, ao mesmo tempo que apresentaram efeitos hemolíticos limitados sobre os eritrócitos humanos(80).

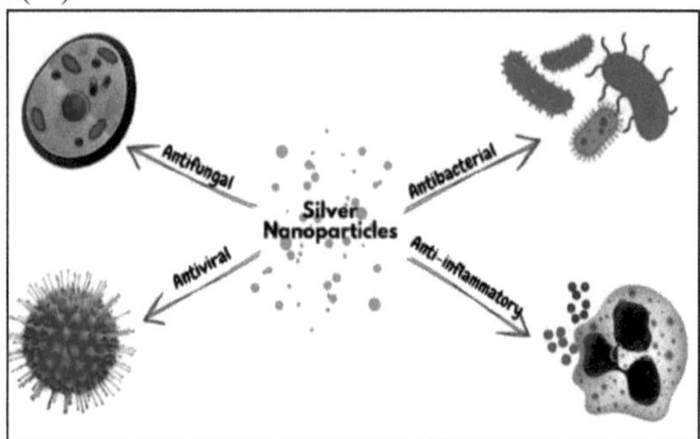

Figura 4: Propriedades biológicas das nanopartículas de prata(4)

3-2-3- Outras propriedades [(117)]

Devido à sua pequena dimensão e grande área de superfície, estas nanopartículas de prata apresentam excelentes propriedades eléctricas, ópticas e térmicas. Têm uma excelente condutividade eléctrica e são extremamente maleáveis e dúcteis. Estas nanopartículas de prata são também utilizadas como um agente radiopacificador alternativo para conferir a radiopacidade necessária aos cimentos de silicato de cálcio (CSC) e para avaliar a pureza dos agentes radiopacificadores.

4- Óxidos metálicos

4-1- Definição

Por definição, os óxidos metálicos são compostos por aniões óxidos e catiões metálicos. Na realidade, os óxidos representam a forma "natural" dos metais no seu estado nativo, ao qual tendem a regressar "espontaneamente". (155)

A variabilidade da estrutura eletrónica das nanopartículas de óxidos metálicos (MeO-NP) confere-lhes propriedades físico-químicas únicas, tornando-as capazes de interagir de forma distinta com os sistemas biológicos. (115)

As nanopartículas de óxido de zinco (ZnO-NP) têm sido amplamente investigadas no domínio da endodontia, em comparação com outras nanopartículas de óxido metálico, devido às suas propriedades biológicas como agentes antimicrobianos.

O ZnO é um óxido metálico semicondutor do tipo n. (62) A sua superfície cristalina tem uma série de defeitos e sítios intersticiais (Fig. 5), que são responsáveis pelas suas propriedades versáteis, como as propriedades mecânicas, térmicas, eléctricas e ópticas. (83)

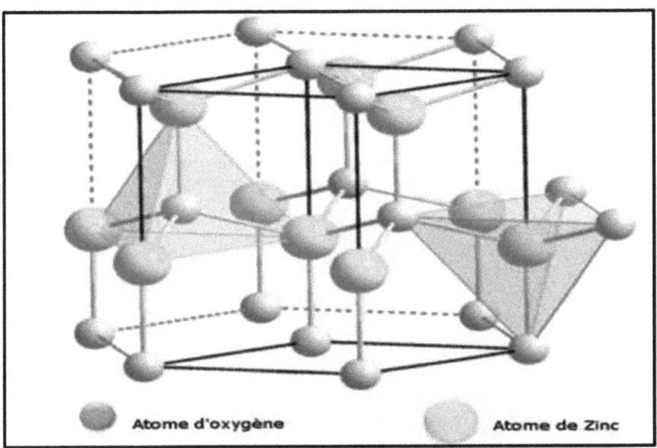

Figura 5: Estrutura cristalina do ZnO(78)

4-2- Propriedades

4-2-1- Biocompatibilidade

As nanopartículas de óxidos metálicos apresentam uma vasta gama de toxicidades, que dependem da natureza específica do óxido metálico utilizado, bem como dos seus parâmetros intrínsecos modificáveis. A toxicidade de certas nanopartículas de óxidos metálicos pode variar consoante a dose, a duração da exposição e os tipos de células e tecidos envolvidos. Este fenómeno tóxico é principalmente atribuível à natureza pró-oxidante das nanopartículas de óxidos metálicos. Foi sugerido que as nanopartículas de óxido metálico podem induzir uma maior toxicidade em comparação com as suas partículas micrométricas, devido às suas dimensões reduzidas e grandes áreas de superfície. (62) Um estudo efectuado por Johanna Gustafsson et al. em 2009(77) avaliou a toxicidade de várias nanopartículas de óxido metálico em células A549, uma linha de células epiteliais alveolares humanas. Os resultados indicaram que as nanopartículas de cobre (CuO-NP) apresentavam uma citotoxicidade e uma genotoxicidade mais pronunciadas do que várias outras partículas de óxido metálico examinadas, enquanto as nanopartículas de óxido de ferro (Fe-NP) apresentavam uma menor toxicidade. No entanto, observou-se que estas nanopartículas apresentavam uma capacidade significativamente maior de induzir a despolarização mitocondrial e danos oxidativos no ADN em comparação com as partículas micrométricas de CuO. De acordo com as classificações da Agência Internacional de Investigação do Cancro (IARC), o óxido de zinco na forma não nanoestruturada foi classificado como seguro. No entanto, a citotoxicidade e a genotoxicidade das nanopartículas de ZnO têm sido frequentemente associadas à sua atividade fotocatalítica (132).

4-2-2- Atividade antimicrobiana

As propriedades antimicrobianas do MeO-NP são significativas, mostrando uma eficácia notável contra estirpes resistentes e agentes patogénicos. resistência microbiana, ao mesmo tempo que apresentam uma resistência ao calor que as torna agentes antimicrobianos robustos. (115) Em endodontia, as nanopartículas de óxido metálico mais frequentemente utilizadas caracterizam-se por uma citotoxicidade mínima combinada com elevadas propriedades biológicas. (98)

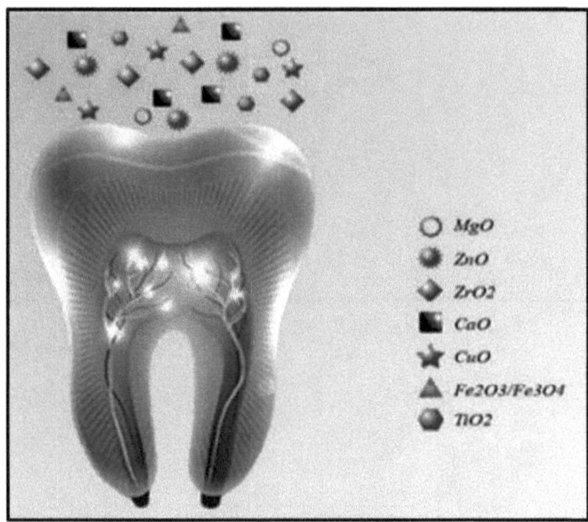

Figura 6: Nanopartículas de óxido metálico mais frequentemente utilizadas em endodontia(98)

As nanopartículas de óxido de zinco são biocompatíveis com organismos vivos e possuem propriedades antimicrobianas significativas. (83) Investigações efectuadas por Michal Eshed et al. em 2012 (55) examinaram o comportamento do biofilme em superfícies dentárias tratadas com nanopartículas de óxido de zinco e de óxido de cobre em relação ao Streptococcus mutans. Os resultados revelaram uma redução significativa na formação de biofilme em superfícies dentárias revestidas com ZnO-NP e CuO-NP, com diminuições de 85% e 70%, respetivamente, em comparação com dentes não tratados. (98) Na sua investigação, Mirhosseini et al. em 2019(96) propuseram-se avaliar o efeito antimicrobiano das nanopartículas de ZnO em diferentes concentrações e tamanhos contra as bactérias E. faecalis, C. albicans, S. mutans e L. fermentum. As observações revelaram um aumento da atividade antimicrobiana das NPs de ZnO à medida que o tamanho das partículas diminuía. Em particular, as bactérias C. albicans, E. faecalis e S. mutans mostraram maior sensibilidade a variações no tamanho das ZnO-NPs do que os outros microrganismos.

4-2-3- Propriedades ópticas

O óxido de zinco tem caraterísticas interessantes como material transparente: o seu índice de refração é 2, o que contribui para a sua transparência. Tem uma forte capacidade de absorver e difundir a radiação ultravioleta. Quando exposto a fontes de alta energia, como um feixe de luz intenso ou um bombardeamento de electrões, emite fotões, um processo conhecido como luminescência. A luminescência do óxido de zinco pode ser observada em diferentes bandas, desde o ultravioleta próximo (cerca de 350 nm) até ao espetro visível, com emissão verde num comprimento de onda próximo de 550 nm (78).

5- Nanopartículas ouro

5-1- Definição

As nanopartículas de ouro (AuNPs) são sólidos minúsculos que podem ser dispersos numa solução, seja ela aquosa ou orgânica. Esta dispersão é frequentemente designada por "suspensão coloidal inorgânica". (151) No entanto, a sua configuração eletrónica é de importância crucial no contexto das suas aplicações clínicas. O ouro caracteriza-se por um elevado número de electrões por átomo (Z = 79). Consequentemente, as nanopartículas de ouro têm uma capacidade excecional de absorver a energia dos raios X, ultrapassando a dos tecidos moles em cerca de 1000 vezes (148).

5-2- Propriedades

5-2-1- Biocompatibilidade

Semmler-Behnke et al., em 2008,(120) examinaram a distribuição tecidular de nanopartículas de ouro de diferentes tamanhos, a fim de analisar a translocação de partículas do sistema respiratório para o sangue após instilação intratraqueal e injecções intravenosas. Após 24 horas, 99,8% das partículas AuNP de 18 nm estavam presentes nos pulmões, enquanto 91,5% das partículas de 1,4 nm também se encontravam nos pulmões, com 8,5% a transitarem para o fígado e a corrente sanguínea como alvos secundários. (130) Estes resultados evidenciam a existência de um canal cujo acesso depende do tamanho das AuNPs através da barreira ar-sangue (24).

5-2-2- Atividade antimicrobiana

Devido às suas caraterísticas notáveis, as nanopartículas de ouro são amplamente reconhecidas como agentes antibacterianos promissores. A sua não toxicidade, combinada com a sua versatilidade funcional, torna-as particularmente atractivas para aplicações médicas. Para além disso, a sua capacidade de serem funcionalizadas oferece a possibilidade de modificações químicas que visam especificamente as bactérias. (50)

Em comparação com as AgNPs, as nanopartículas de ouro têm uma atividade antibacteriana mais fraca. Em concentrações elevadas, as AuNPs interagem diretamente com as células bacterianas, levando à penetração da membrana e, em última análise, à lise celular. Além disso, o aumento da relação superfície/volume oferece a possibilidade de melhorar a atividade antibacteriana das AuNPs. (24) Na endodontia, o atual conjunto de estudos é insuficiente para apoiar plenamente a eficácia das nanopartículas de ouro no tratamento. No entanto, investigações realizadas por Bagga et al. em 2017(20) revelaram que as AuNPs conjugadas com levofloxacina foram mais eficazes do que a levofloxacina isolada, melhorando a atividade antibacteriana contra Staphylococcus aureus (S.aureus), Escherichia coli e P.aeruginosa(32). Um estudo realizado por Hong et al. em 2015(85) demonstrou a eficácia das nanopartículas revestidas com vancomicina contra várias estirpes bacterianas resistentes à meticilina (como E. faecalis, Enterococcus faecium e S.aureus). De facto, foram capazes de inibir o crescimento destas estirpes, sublinhando o seu potencial como agentes antibacterianos. (32)

No que diz respeito à atividade antifúngica, esta depende principalmente da forma e do tamanho das nanopartículas de ouro. (24) As AuNPs actuam tanto na membrana como no citoplasma das células de Candida. Inibem o bombeamento de protões necessário para o crescimento da Candida e podem alterar a conformação normal da célula, resultando numa perda de atividade. As pequenas nanopartículas de ouro com uma elevada relação superfície/raio apresentam uma maior absorção e uma melhor atividade antifúngica (32).

As AuNPs apresentam resultados promissores contra agentes patogénicos frequentemente associados a doenças orais e infecções intra-radiculares. No entanto, apesar destas observações encorajadoras, os estudos atualmente disponíveis não são suficientes para estabelecer plenamente a sua eficácia em comparação com as nanopartículas de prata em termos de efeito antimicrobiano (32).

6- Nanopartículas de bioverres

6-1- Definição

O vidro bioativo (BAG) é um composto inorgânico amorfo e altamente biocompatível. É composto por dióxido de silício (SiO_2), óxido de sódio (Na_2 O), cálcio (CaO) e pentóxido de fósforo (P O_{25}) em várias concentrações. (81)

Por conseguinte, as nanopartículas de vidro bioativo (BAG-NP) são pequenas partículas nanométricas de vidro, com dimensões entre 20 e 60 nm. Estas nanopartículas têm as propriedades de um material bioativo. Este material é um dos materiais inorgânicos bioactivos mais utilizados devido à sua excecional biocompatibilidade e bioatividade. (126)

6-2- Propriedades

6-2-1- Biocompatibilidade

Para avaliar a biocompatibilidade de um material, pode ser utilizado um teste de citotoxicidade de acordo com a norma ISO10993-5. (152) Os resultados não revelaram qualquer efeito tóxico destes materiais sobre as células. No entanto, é de notar que o bioverres apresentou uma interação mais positiva com as células do que os outros materiais testados. Assim, o pó de bioverres provou ser biocompatível com as células.

6-2-2- Atividade antimicrobiana

Os vidros bioactivos nanométricos têm um efeito antibacteriano superior ao do vidro bioativo comum, com a mesma relação sólido/líquido. De facto, esta diferença de eficácia deve-se à capacidade de as nanopartículas libertarem quase 10 vezes mais sílica no fluido corporal do que o vidro bioativo comum. Além disso, a libertação de sílica tem sido associada ao efeito antibacteriano do vidro bioativo, e a própria sílica também actua como um local de nucleação para a precipitação imediata de iões de cálcio e fosfato (53). Foram investigadas várias estratégias para potenciar as propriedades antibacterianas dos BAGs, incluindo a utilização de vidros bioactivos antibacterianos especificamente formulados, a incorporação de elementos antimicrobianos como a prata durante o fabrico do vidro e a combinação sinérgica de vidro bioativo com agentes antibióticos. (146) (Fig.7)

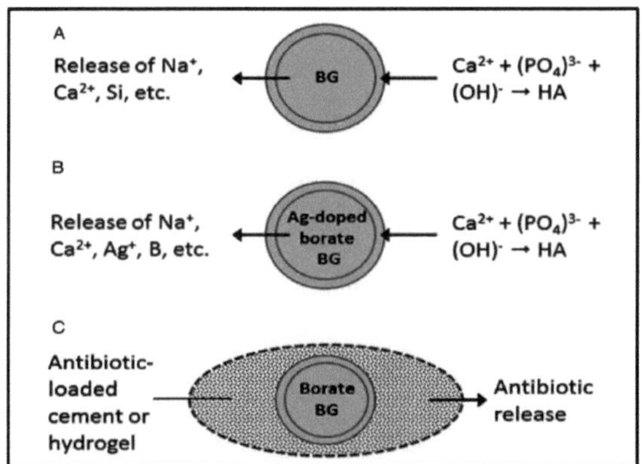

Figura 7: (A) Uma abordagem centrou-se em BAGs especialmente formulados que podem alterar radicalmente as condições fisiológicas locais quando implantados para produzir um efeito bactericida.(B) Outra abordagem consiste em dotar o BAG, durante o fabrico, de quantidades mínimas de elementos (por exemplo, Ag) que se sabe terem atividade antibacteriana e, à medida que o vidro se degrada, estes elementos são libertados a uma taxa clinicamente desejável.(C) A terceira abordagem consiste em utilizar BAGs em conjunto com antibióticos.(122)

6-2-3- Outras propriedades

Em medicina dentária, as nanopartículas de vidro bioativo são frequentemente utilizadas em processos de regeneração devido à sua afinidade com o tecido ósseo, demonstrando capacidades excepcionais de regeneração dos tecidos. A sua própria estrutura estimula a formação de novo tecido ósseo (146).

Os BAG-NP são utilizados eficazmente na remineralização da dentina. Quando o vidro bioativo entra em contacto com o plasma humano ou com uma solução salina, ocorre uma precipitação mineral por solubilidade. Como resultado, cristaliza-se um hidroxilcarbonato de apatite (HCA) na interface entre o vidro e o tecido, permitindo que o processo de regeneração do tecido ósseo ocorra devido à semelhança entre a composição química do vidro bioativo, do osso humano e da dentina (146).

A introdução de BAG-NP em células estaminais da polpa dentária de ratos resultou num aumento da expressão de genes associados à odontogénese e à capacidade de mineralização. (44) Além disso, a incorporação destas nanopartículas bioactivas numa matriz polimérica melhora consideravelmente as propriedades mecânicas intrinsecamente fracas desta última, preservando as suas caraterísticas, como a flexibilidade, e proporcionando uma boa bioatividade e capacidade osteoindutora. (134)

7- nanopartículas de hidroxiapatite

7-1- Definição

A hidroxiapatite (Ca_{10} $(PO4)_6$ $(OH)_2$) é uma cerâmica fosfocálcica com uma relação cálcio/fósforo de 1:67. É o principal componente do tecido mineralizado, com uma abundância significativa de fosfatos e sais de cálcio. Predomina nos tecidos mineralizados do corpo humano, como o osso e o esmalte dentário, representando cerca de 60-70% e 90% do seu peso, respetivamente. (112)
A crescente popularidade das nanotecnologias no domínio biomédico está a abrir a porta a muitas perspectivas promissoras para a sua aplicação prática na medicina dentária.

7-2- Propriedades

A hidroxiapatite (HA) é um fosfato de cálcio com uma estrutura química semelhante à do mineral ósseo, o que lhe confere uma excelente compatibilidade com o tecido biológico e uma elevada bioatividade. (129)

A biocompatibilidade é determinada pela resposta adequada do organismo hospedeiro, enquanto a atividade biológica se refere à capacidade do material para se ligar a tecidos vivos. (35)

À escala nanométrica, as nanopartículas de hidroxiapatite (HA-NP) têm propriedades físico-químicas melhoradas em comparação com a hidroxiapatite convencional (35). Estas nanopartículas têm propriedades únicas, tais como maior solubilidade, maior energia de superfície e compatibilidade biológica óptima. (53)

As HA-NPs têm numerosas aplicações no domínio biomédico, nomeadamente em medicina regenerativa, engenharia de tecidos, medicina dentária e libertação controlada de medicamentos. A sua capacidade de se ligarem ao tecido ósseo, estimularem o crescimento celular e promoverem a regeneração dos tecidos torna-as materiais extremamente valiosos nestes domínios (92). Ao considerar a aplicação terapêutica das HA-NPs, é imperativo ter em conta a biodegradação destas partículas nanométricas, uma vez que esta tem uma influência significativa na estabilidade das nanopartículas e na resposta fisiológica associada. (92)
Um estudo realizado por Albrecht et al. em 2009 (11) teve como objetivo avaliar a citotoxicidade de placas nanométricas de hidroxiapatite de diferentes tamanhos (45 nm, 90 nm

e 100 nm) em macrófagos alveolares primários (PAM) e células NR8383 em ratos. Os resultados indicaram que a viabilidade celular das células PAM e NR8383 foi mantida em cerca de 100%. Em resumo, a hidroxiapatite estabelece uma ligação química com o osso e não causa qualquer toxicidade ou inflamação. (92) As partículas de nano-hidroxiapatite caracterizam-se por um poder remineralizante superior ao de uma solução de controlo com uma concentração equivalente de iões livres, o que demonstra a sua capacidade de promover uma remineralização eficaz. (53)

Devido à sua semelhança biológica e química com as estruturas dentárias, as HA-NPs podem ser utilizadas para induzir a remineralização dentária. (53)

Estas nanopartículas apresentam uma afinidade significativa para associação com proteínas, fragmentos de placa bacteriana e bactérias, devido ao seu pequeno tamanho, o que aumenta a área de superfície disponível para interações proteicas. Para além disso, podem funcionar como agentes de preenchimento, permitindo a reparação de pequenas cavidades e depressões na superfície do esmalte dentário. (112)

A bioatividade é outra propriedade fundamental da HA-NP. É consideravelmente elevada devido à sua semelhança com a apatite óssea e à sua elevada afinidade para a troca iónica. Por outro lado, as suas propriedades biológicas são influenciadas pelo tamanho e pela morfologia das partículas, pelo tipo de impurezas iónicas presentes na rede cristalina e pela razão molar cálcio/fosfato (Ca/P), levando à cristalização num sistema hexagonal. (146)

É de salientar que as nanopartículas de hidroxiapatite podem apresentar propriedades antimicrobianas. Por exemplo, os nanoticks de hidroxiapatite carregados com partículas de zinco libertam iões Zn^{2+} quando utilizados, demonstrando uma atividade antimicrobiana significativa contra bactérias orais. (34) Só em concentrações elevadas é que as nanopartículas de hidroxiapatite podem apresentar atividade antimicrobiana em materiais dentários. (145) No entanto, a hidroxiapatite tem propriedades mecânicas fracas ou mesmo medíocres. Assim, para melhorar as suas caraterísticas, as HA-NPs podem ser dopadas com elementos como iões metálicos, o que tem demonstrado reduzir a taxa de biodegradação. (146)

8- O zircónio

8-1- Definição

A zircónia (Zr), também conhecida como dióxido de zircónio, é um óxido cristalino branco derivado do zircónio. A sua composição cristalina é geralmente de 96-99%, excluindo qualquer fase vítrea (26) (Fig.8)

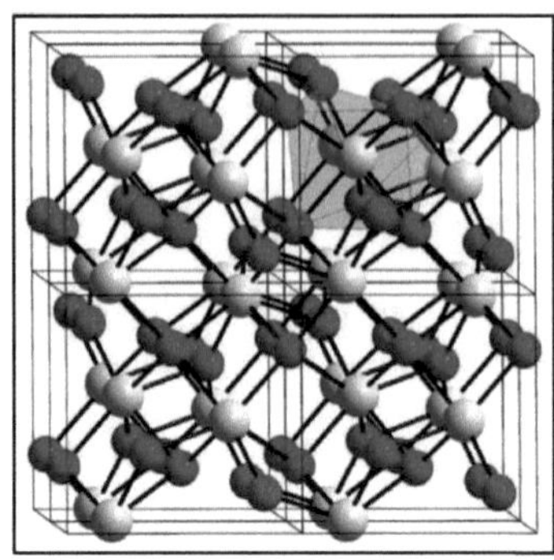

Figura 8: A estrutura cristalina do dióxido de zircónio(153)

Esta substância é uma variante regular estabilizada do óxido de zircónio. (146) Em medicina dentária, a zircónia mais utilizada é a zircónia estabilizada, também conhecida como zircónia tetragonal estabilizada com ítrio (Y-TZP). Este material tem propriedades mecânicas excepcionais e uma notável resistência à rutura. (26)

8-2- Propriedades

Diversas investigações confirmaram que as nanopartículas de zircónio (Zr-NP) apresentam uma toxicidade que depende da sua concentração. Esta citotoxicidade resulta do stress oxidativo gerado pelas ROS. Uma inibição das propriedades osteoindutoras foi observada por MingfuYe et al. em 2018,(142) a uma concentração de 100 mg/ml de Zr-NP. Uma análise posterior por Al Zahrani et al. em 2019 (14) também destacou os efeitos deletérios do Zr-NP no DNA das células epiteliais dérmicas humanas(26). No entanto, a maioria dos estudos de longo prazo destinados a avaliar a citotoxicidade das nanopartículas de Zr são limitados e carecem de randomização. De um modo geral, deve notar-se que as Zr-NPs têm efeitos tóxicos menos pronunciados do que o óxido de titânio e a alumina (26).As cerâmicas à base de zircónia, em particular as TZP (policristais de zircónia tetragonal), têm excelentes propriedades mecânicas. A sua resistência à flexão varia entre 900 e 1200 MPa e a sua resistência à fratura entre 7 e 10 MPa m1/2 (26).As nanopartículas de zircónia desempenham um papel significativo na modificação da energia da superfície, uma vez que a sua área de superfície aumentada fornece mais locais para actividades associadas à superfície (26). Com isto em mente, estudos realizados por Mujeeb Khan et al. em 2020, (79) estabeleceram que a modificação das propriedades da superfície de Zr-NP pode gerar atividade antibacteriana dirigida contra biofilmes. Mais especificamente, a modificação da sua superfície através da adição de ácido glutâmico, compreendendo iões COO^- e NH^+ , facilita a interação do ligando com as superfícies de Zr-NP, aumentando assim a sua atividade antibacteriana. (26) Além disso, a investigação de Gad et al. em 2017, (58) destacou uma notável atividade antifúngica das nanopartículas de zircónia contra o crescimento de Aspergillus Niger e C.albicans. Esta capacidade é atribuída à sua interferência na função celular e à deformação das hifas fúngicas. (84) A incorporação de Zr-NP em materiais dentários melhora as suas propriedades mecânicas, tais como a resistência à flexão, a resistência à fratura e a dureza, assegurando simultaneamente uma estética satisfatória e uma excelente biocompatibilidade. A zircónia, com a sua cor branca natural, propriedades químicas estáveis, resistência superior à corrosão e compatibilidade com materiais de implantes, está a provar ser um material cerâmico eficaz e eficiente em medicina dentária (84).

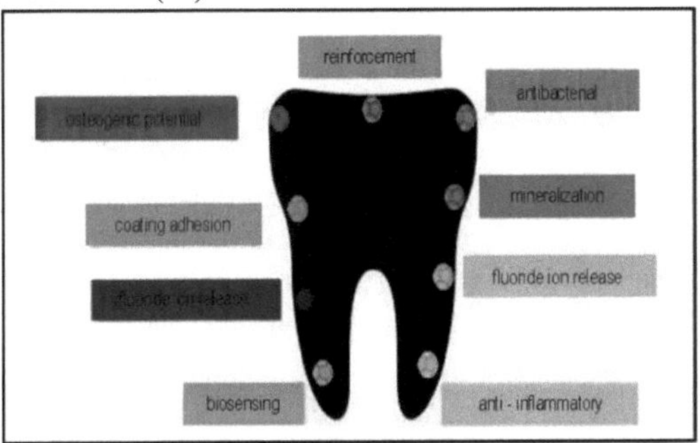

Figura 9: As propriedades mais significativas observadas após a utilização de nanomateriais em endodontia(34)

Tabela I: Resumo das propriedades das nanopartículas mais utilizadas em endodontia.

Propriedades / NPs	Biocompatibilidade	Antimicrobiano	Biológica (Cicatrização, Remineralização...), anti-inflamatório)	mecânico	Outros			
					Ótica	térmico	elétrico	Química
CS-NP	+	+	+					
G-NP	+	+				+	+	
AgNP	+	++	+		+		+	
MeO-NP (ZnO-NP)	+	+			+			
Au-NP	+-	+						
BAG-NP	++	+-	++					
HA-NP	++	+-	++					
Zr-NP	+-	+-		++				+

Com base no número de trabalhos de investigação publicados :

Com base no número de artigos científicos publicados :

(++): As nanopartículas (NP) são amplamente reconhecidas por estas propriedades. (+): As nanopartículas podem ter estas propriedades.

(+-): É necessária mais investigação para confirmar estas propriedades.

APLICAÇÕES CLÍNICAS DE NANOPARTÍCULAS EM ENDODONTIA

1- Preservar a vitalidade da polpa

Com o objetivo de preservar a vitalidade da polpa dentária e estimular a atividade biossintética das células odontoblásticas, foi adoptada uma abordagem conservadora.

O capeamento pulpar é um procedimento dentário concebido para proteger a polpa em caso de exposição (resultante de cáries profundas, fracturas dentárias ou outras lesões), evitando procedimentos mais invasivos como o tratamento endodôntico ou a extração dentária. Para melhorar as propriedades necessárias dos biomateriais utilizados, tais como estimular a formação de dentina (reactiva ou reparadora), proporcionar um selamento eficaz e promover a cicatrização da polpa, foi aplicada a tecnologia de nanopartículas.

O estudo de Saghiri et al. em 2018, (119) avaliou as propriedades angiogénicas de alguns materiais de capeamento pulpar, tais como o MTA branco (WMTA), hidróxido de cálcio, Geristore (um ionómero de vidro modificado por resina com uma composição de vidro de sílica fluoro alumina à base de resina) e nano-WMTA. Verificou-se que o aumento da área de superfície específica com o nano-WMTA levou a uma redução do tempo de presa e a um aumento da microdureza. Além disso, o Geristore e o nano-WMTA apresentaram actividades proangiogénicas mais significativas. (107)

Akbari et al. em 2013, (10) examinaram as alterações nas propriedades físicas do material e o tempo de presa ao introduzir nano-SiO2 no agregado de trióxido mineral branco (WMTA). Verificaram que o nano-SiO2, actuando como carga no cimento, melhorava a microestrutura e acelerava o processo de hidratação. (107)

Na investigação conduzida por Li et al. em 2021, (87) foram propostos micro-nano vidros bioactivos à base de Ca-Zn-Si- dopados com Zn como material para o revestimento da pasta. Estes materiais demonstraram
biocompatíveis, estimulando a odontogénese e exibindo efeitos antibacterianos significativos. Além disso, activaram macrófagos para reduzir os marcadores pró-inflamatórios e promoveram a remineralização da dentina através da estimulação das células da polpa. (127) Wang et al, em 2021, (138) desenvolveram uma película mineralizada utilizando nanopartículas de fosfato de cálcio amorfo estável (PAsp-ACP), hidroxipropilmetilcelulose (HPMC) e ácido poliaspártico. Os grupos hidroxilo e metoxilo presentes na HPMC foram identificados como contribuintes essenciais para a estabilidade das nanopartículas de PAsp-ACP, preservando assim a sua capacidade de mineralização biomimética. Além disso, a membrana mineralizada demonstrou uma propensão para promover a mineralização precoce da dentina desmineralizada após 24 horas, com um aumento significativo na mineralização completa da dentina desmineralizada (3-4 µm) observada entre 72 e 96 horas. (150)
As nanopartículas de PLGA-lovastatina, a uma concentração de 100 µg/ml, aumentam a diferenciação odontoblástica e osteoblástica, levando à formação de dentina reparadora tubular. No entanto, o efeito das nanopartículas de PLGA-lovastatina nas células pulpares é dependente da dose, salientando a necessidade de uma avaliação cuidadosa antes da aplicação clínica para determinar a gama de concentrações adequada para o capeamento direto da polpa (89). Os hidrogéis poliméricos, compostos principalmente por carboximetilquitosano, foram

reforçados com nanopartículas de fosfato de cálcio. O produto resultante demonstrou a capacidade de promover o crescimento de células estaminais da polpa dentária durante mais de três semanas, com um potencial osteogénico significativo. (106) As propriedades físicas superiores das nanopartículas de fosfato de lítio (Li-MNPs) (a sua grande área de superfície, um maior volume de poros e um tamanho de partícula reduzido) contribuíram para melhorar a biomineralização e a diferenciação odontogénica das células estaminais da polpa dentária humana. As Li-MNPs também mostraram um efeito antibacteriano significativo contra S. mutans. Estes resultados promissores indicam que as MNPs de lítio têm potencial para serem utilizadas como agentes de capeamento da polpa. (88)

Recentemente, as BAG-NPs foram carregadas com tideglusib (tideglusib/BAG-NP), uma tiadiazolidinona conhecida pelas suas propriedades inibidoras da neurodegeneração e da inflamação. Esta combinação visa otimizar a libertação sustentada de tideglusib, melhorando assim a bioatividade do material utilizado para o capeamento direto da polpa. (116) Por fim, são necessárias mais investigações e estudos pré-clínicos e clínicos para garantir a segurança e a eficácia a longo prazo destes materiais.

2- Irrigação endodôntica

O tratamento endodôntico tem como objetivo prevenir ou eliminar a invasão microbiana do sistema endo-canal. Envolve uma série de passos, incluindo a modelação do canal radicular utilizando instrumentação mecânica, irrigação endodôntica abundante, seguida de uma obturação tridimensional estanque, selando todos os canais de comunicação entre o sistema de canais radiculares e o periodonto. No entanto, o tratamento mecânico, por si só, não garante a desinfeção total do canal radicular. Vários agentes de irrigação, como o hipoclorito de sódio (NaOCl), o ácido etilenodiaminotetracético (EDTA) e a clorexidina (CHX), podem ser utilizados em sinergia com os procedimentos de instrumentação. (76)

O hipoclorito de sódio é utilizado habitualmente como irrigante endodôntico, frequentemente em concentrações entre 0,5% e 5,25%. É considerado o padrão de ouro para a desinfeção química dos canais radiculares devido às suas propriedades ideais. Este irrigante é conhecido pelo seu potencial antimicrobiano e pela sua capacidade única de dissolver tecido orgânico. (12, 76)

No entanto, o uso de NaOCl pode levar a uma série de consequências indesejáveis, incluindo a desintegração e o enfraquecimento da matriz orgânica da dentina, a redução do módulo de elasticidade e da resistência à flexão da dentina, causando danos tóxicos aos tecidos periapicais e a formação de bactérias persistentes. (143)

O EDTA é um agente quelante frequentemente utilizado para remover lamas da dentina. No entanto, o uso excessivo pode levar à desmineralização e erosão da dentina, particularmente quando combinado com NaOCl (71).

A clorexidina tem sido sugerida como um desinfetante endodôntico menos cáustico e é geralmente utilizada numa concentração de 2%. Tem um efeito antimicrobiano sobre um amplo espetro da flora endodôntica e uma extensa substantividade. (68)

Os seus principais inconvenientes são a sua incapacidade de degradar o tecido necrótico e a sua reduzida eficácia contra micróbios Gram-negativos. (139)

Devido às limitações inerentes às soluções de irrigação endodôntica convencionais, estão a ser desenvolvidas e avaliadas estratégias de desinfeção mais avançadas. A utilização de NPs está a atrair o interesse dos investigadores para a criação de novos materiais de irrigação, com particular destaque para as AgNPs, as mais estudadas. (117)

- **Nanopartículas de prata :**

No que respeita às infecções endodônticas, vários estudos validaram a eficácia antimicrobiana das nanopartículas de prata contra E. faecalis, embora a sua eficácia possa ser ligeiramente inferior à do hipoclorito de sódio. (146) Yin et al. em 2020, (143) sugeriram que as AgNPs em concentração reduzida têm uma biocompatibilidade superior à do NaOCl. Como agente de irrigação, as AgNPs demonstraram uma eficácia comparável à do NaOCl a 2,5% e da CHX a 2% contra a E. faecalis, sugerindo a sua potencial utilização como um novo irrigante intracanal. (4)

Outro estudo efectuado por Rodriguez et al. em 2018, (118) mostrou que uma solução de AgNP destruiu menos bactérias do que uma solução de CHX, mas dissolveu mais biofilme.(105)

O conceito de uma solução polivalente foi testado por Ertem et al. em 2017(54), através do desenvolvimento de uma solução de AgNPs porosas revestidas com SiO_2 em combinação com várias soluções de irrigação, com o objetivo de prevenir o recrescimento do biofilme em infecções endodônticas.

Ao contrário das abordagens convencionais de tratamento que envolvem a utilização sequencial de NaOCl numa vasta gama de concentrações e de EDTA, a solução de irrigação "tudo-em-um" obtida através da simples mistura dos dois irrigantes (NaOCl e AgNP) com agentes quelantes (como o fitato de sódio) oferece uma alternativa de um só passo, poupando tempo significativo. Mesmo após um contacto prolongado, esta nova solução mostrou uma citotoxicidade inferior à dos irrigantes amplamente utilizados(4).

As nanopartículas de prata podem ser integradas na matriz molecular de nanopartículas de silicato de cálcio mesoporoso (MCSNN). As MCSN-Ag têm um potencial promissor como novo desinfetante intracanal devido aos seus efeitos antibacterianos significativos e à sua baixa citotoxicidade(4).

Num estudo realizado por Ioannidis et al. em 2019,(72) foi avaliada a eficácia antimicrobiana das AgNPs sintetizadas numa matriz aquosa de óxido de grafeno. Os resultados revelaram que o NaOCl a 2,5 % induziu a rutura máxima do biofilme nos túbulos dentinários, enquanto o Ag-GO levou a reduções substanciais nos biovolumes em comparação com os outros grupos experimentais. Para além disso, esta combinação aumentou a estabilidade, impediu a agregação e promoveu propriedades antimicrobianas sinérgicas(4).

A utilização da ativação ultra-sónica do Ag-GO também melhorou a ação antimicrobiana e a rutura do biofilme nos canais laterais. (139)

Por outro lado, o NaOCl pode induzir danos tóxicos nos tecidos periapicais, levando a uma redução do módulo de elasticidade e da resistência à flexão da dentina. Em contraste, o uso de soluções contendo nanopartículas de prata não teve efeito significativo nas propriedades mecânicas da dentina. Além disso, vários estudos confirmaram que a aplicação de AgNPs como irrigante final na terapia do canal radicular aumenta a resistência à fratura das raízes tratadas endodonticamente(4). O uso de um irrigante de AgNPs contendo imidazólio foi associado a um aumento da rugosidade da dentina, o que pode ter implicações na adesão de materiais de preenchimento e restauração às paredes do canal radicular. (139) A aplicação do método de síntese verde na produção de nanopartículas metálicas melhora tanto a sua biocompatibilidade como a sua atividade antimicrobiana. Esta melhoria foi corroborada pelo estudo realizado por Halkai et al. em 2018, (69) que demonstrou que as nanopartículas de prata biossintetizadas exibiram uma atividade antibacteriana comparável à da ampicilina e da clorexidina a 2% contra E. faecalis.(139) A ativação de AgNPs por laser de díodo representa um método inovador de desinfeção aplicado em endodontia. Esta abordagem melhora a eficácia antibacteriana das AgNPs sem comprometer a integridade da estrutura dentária ou dos tecidos periodontais, como demonstrado pelo estudo realizado por Ambalavanan et al. em 2020. (4, 15)

Abbaszadegan et al. em 2015, (2) testaram várias formulações de nanopartículas de prata com diferentes cargas superficiais para comparar o seu potencial antibacteriano com o da clorexidina e do hipoclorito de sódio. De todos os agentes examinados, as nanopartículas de prata com carga positiva apresentaram a menor concentração inibitória contra E. faecalis. Estes resultados realçam o impacto significativo da carga superficial na atividade antibacteriana das nanopartículas de prata (25).

Em resumo, as nanopartículas catiónicas antibacterianas, em particular as AgNPs, mostram uma atividade antibacteriana substancial contra biofilmes (12).

A eficácia das AgNPs, da clorexidina a 2% e da sua combinação foi avaliada contra agentes patogénicos endodônticos, como E. Faecalis, Klebsiella pneumoniae e C. albicans. Os resultados da pesquisa de Charannya et al. em 2018 (39) revelaram que a solução AgNP-CHX exibe um efeito sinérgico, resultando em uma redução significativa no número de colônias de Escherichia coli quando aplicada a uma concentração de 70 µg/mL.(4) Outra análise da eficácia antimicrobiana de nanopartículas de prata foi realizada por Andrade et al. em 2018 (95), mostrando que a modificação de EDTA 17% com AgNPs (EDTA-AgNPs) exerce efeitos quelantes e antimicrobianos contra C. albicans e S. aureus, tanto em culturas planctônicas quanto em biofilmes.(4)

Para além da sua eficácia antibacteriana e antifúngica direta, as nanopartículas de prata podem também potenciar os efeitos antibacterianos dos antibióticos contra várias estirpes bacterianas, incluindo as resistentes aos antibióticos. Esta ação sinérgica e multimodal reduz significativamente a necessidade de utilizar doses elevadas de antibióticos, limitando assim o risco de desenvolvimento de resistências e de toxicidade para o sistema imunitário. (139)

No entanto, deve ser mencionado que algumas bactérias, como a Escherichia coli Gram-negativa e a Pseudomonas aeruginosa, podem desenvolver rapidamente resistência às AgNPs após exposição repetida, produzindo flagelina, que leva à agregação das nanopartículas (139).

As AgNPs também podem ser citotóxicas e tendem a agregar-se. A sua citotoxicidade pode dever-se à produção de ROS, que desencadeia respostas pró-inflamatórias no organismo. A extensão dessas respostas depende da concentração, do tamanho e da agregação das AgNPs. No entanto, a utilização de agentes estabilizadores, como o imidazol, pode impedir a agregação das AgNP e atenuar a sua citotoxicidade, o que foi confirmado por Abbaszadegan et al. 2015.(2, 139)

O poli (álcool vinílico) (PVA) foi usado como agente estabilizador para AgNPs, e essa combinação mostrou biocompatibilidade promissora e nenhum efeito genotóxico nas células de fibroblastos. O estudo de Andrade et al. em 2019, (40) comprovou a eficácia antimicrobiana de nanopartículas de prata revestidas com PVA (AgNP-PVA) em combinação com farnesol contra vários microrganismos, incluindo Enterococcus faecalis, Candida albicans e Pseudomonas aeruginosa. Foi sugerido que a utilização destas AgNP-PVAs em combinação com farnesol, após preparação biomecânica, poderia ser considerada para a desinfeção do canal radicular e inibição da formação de biofilme (4, 124).

No entanto, alguns estudos relataram a preeminência dos irrigantes endodônticos convencionais sobre os irrigantes de nanopartículas de prata. Como exemplo, investigações in vitro realizadas por Chang et al. em 2018, (118) revelaram que as AgNPs usadas como irrigante não foram consideradas eficazes na remoção de Enterococcusfaecalis, enquanto o NaOCl a 2,5% foi considerado um irrigante adequado.Wu et al. em 2014, (140) apresentaram a ideia de que o uso de nanopartículas de prata pode ser mais adequado como um medicamento intracanal devido à sua interação e dependência de tempo. Salientaram que a eficácia antimicrobiana das AgNPs variava consoante a técnica de aplicação utilizada.

O tratamento com gel medicado com 0,02% de AgNP foi significativamente mais eficaz na rutura da estrutura do biofilme do que o tratamento com gel de 0,01% de AgNP, solução de irrigação de 0,01% de AgNP e hidróxido de cálcio. Estes resultados realçam a importância de selecionar o método de aplicação apropriado para otimizar a eficácia das AgNPs na remoção do biofilme e no controlo da infeção endodôntica. (105, 139) As AgNPs são utilizadas em endodontia devido às suas propriedades únicas. No entanto, têm sido levantadas preocupações sobre o seu impacto na estética dentária, devido ao seu potencial para manchar as paredes dentinárias e causar descoloração,(139) particularmente quando revestidas com imidazólio, como confirmado pelo estudo realizado por Moazami et al. em 2018.(97)

Consequentemente, a sua utilização como irrigantes intracanais pode ser restringida devido a este efeito adverso. No entanto, no caso de dentes posteriores, onde a estética dentária é menos preocupante, isto pode não ser um problema(4).

Em resumo, apesar da atividade antibacteriana significativa das nanopartículas de prata, a sua utilização como irrigante intracanal deve ser cuidadosamente considerada devido ao tempo de interação prolongado necessário para atingir a eficácia máxima, bem como à toxicidade potencial associada aos iões de prata. Deve ser cuidadosamente selecionada uma concentração não tóxica para a aplicação in vivo (122).

- **Nanopartículas de quitosano :**

As nanopartículas de quitosano podem ser utilizadas para melhorar a desinfeção do canal radicular em zonas inacessíveis da raiz e nos túbulos dentinários. (122) No entanto, a utilização de agentes antibacterianos no espaço do canal radicular enfrenta outro desafio: o efeito neutralizador de diferentes inibidores tecidulares. Por exemplo, a presença de tecidos como a polpa dentária e a albumina sérica inibiu significativamente o efeito antibacteriano do CS-NP. Em contrapartida, a dentina, a matriz dentinária e os lipopolissacáridos não afectaram a eficácia destas nanopartículas (122). Devido à sua natureza policádica, as CS-NPs exibem uma eficácia antibacteriana considerável, com maior reatividade à escala nanométrica (135).

É também de salientar que alguns investigadores manifestam dúvidas quanto ao facto de a inibição da adesão bacteriana pelas nanopartículas de quitosano resultar da destruição das bactérias circundantes ou do efeito direto das nanopartículas na interação bactéria-substrato. (135)

Estudos demonstraram que a irrigação dos canais radiculares com uma solução contendo CS-NP durante 3 minutos elimina eficazmente a lama de dentina presente nos canais radiculares. (49) No entanto, a irrigação final com CS-NP durante 3 minutos levou a uma alteração no conteúdo mineral da dentina (49).

É de salientar que o efeito quelante das nanopartículas de quitosano e do EDTA pode levar à desmineralização da dentina.
(117) Estes resultados foram corroborados por investigações anteriores. Estes mostraram que as superfícies de dentina revestidas com quitosano têm o potencial de remineralizar a dentina desmineralizada. (49) Consequentemente, foi sugerida a utilização destas nanopartículas para o enxaguamento final na irrigação dos canais radiculares. (117)

A resistência das infecções endodônticas pode estar associada à presença de espécies fúngicas. Entre estas espécies, a Candida albicans é considerada um dos fungos mais resistentes devido à sua capacidade de colonizar as paredes dentinárias, penetrar nos túbulos dentinários e formar biofilmes (22).

Neste estudo, Balsaraf et al. em 2023, (22) examinaram a atividade antifúngica das CS-NPs contra a Candida albicans. Os resultados revelaram que as nanopartículas de quitosano e a solução de CHX a 2% apresentaram uma eficácia comparável contra a C. albicans, enquanto a solução de NaOCl a 3% foi significativamente mais eficaz do que as CS-NPs e a clorexidina. Assim, as nanopartículas de quitosano podem ser consideradas como uma potencial alternativa para a irrigação endodôntica, oferecendo uma solução para as limitações associadas à concentração e à dependência temporal das soluções de irrigação convencionais, como o NaOCl e a clorexidina, na dentina (22).

- **Outras nanopartículas :**

A tomografia de coerência ótica (OCT) revelou que a incorporação de AuNPs e AgNPs nos irrigantes utilizados para o canal radicular melhorou as suas propriedades biológicas.
A adição de AuNPs é conhecida por reduzir a microinfiltração ao longo das paredes do canal, o que melhora a adesão dos materiais de obturação à dentina. Ambos os tipos de nanopartículas demonstraram eficácia antimicrobiana, reforçando a capacidade do protocolo de irrigação para reduzir o número de bactérias presentes no lúmen do canal radicular. (131)
A ativação ultra-sónica é outra inovação interessante na endodontia.
Huang et al. em 2023, (71) demonstraram que a utilização de agitação sónica e ultra-sónica de soluções de nano-diamante e diamante submicrónico facilitou a remoção de lama dentinária. Além disso, a solução de diamante foi mais eficaz na região apical em comparação com a irrigação com EDTA.

A utilização combinada de AgNPs e ZnO-NPs numa solução polimérica mostrou uma atividade antimicrobiana superior contra E. faecalis em comparação com a sua utilização individual, embora o NaOCl a 2,5% tenha sido ainda mais eficaz na redução do número de bactérias. (139) No entanto, um estudo de Almeida et al. em 2018, (48) relatou uma eficácia antimicrobiana ligeiramente inferior de um irrigante à base de ZnO-NP em comparação com clorexidina a 2% e NaOCl a 5%.(139) Além disso, foi realizado um estudo por Parolia et al. 2021, (110) para investigar a atividade antibacteriana das nanopartículas de própolis, com um tamanho médio de 117,6 nm, como irrigante do canal radicular infetado com biofilme de E. Faecalis a uma concentração de 300 µg/mL. Os resultados mostraram que as nanopartículas de própolis foram tão eficazes como o NaOCl a 6% e a clorexidina a 2% na redução do biofilme de E. Faecalis(6).

As nanopartículas de óxido de magnésio, dióxido de titânio e óxido de ferro também têm propriedades antimicrobianas, embora haja menos investigação sobre a sua utilização como potenciais irrigantes endodônticos (139).

Um estudo de Jowkar et al. em 2020, (73) demonstrou que a irrigação final dos canais com nanopartículas de prata, óxido de zinco e dióxido de titânio melhorou a resistência à fratura (FR) das raízes tratadas endodonticamente. Numa tentativa de melhorar a eficácia anti-séptica dos irrigantes endodônticos convencionais, um estudo de Hajihassani et al. 2022, (68) utilizou o gel Nano-CHX a uma concentração de 2% para ultrapassar as limitações dos irrigantes tradicionais utilizados para remover o biofilme microbiano no sistema de canais radiculares. Os resultados confirmaram que a utilização de Nano-CHX para a desinfeção endodôntica foi tão eficaz como a utilização de agentes de irrigação convencionais, como a clorexidina a 2% e o NaOCl a 5,25%. Por conseguinte, o gel de Nano-CHX pode ser considerado uma alternativa promissora como irrigante final, oferecendo uma elevada eficácia antimicrobiana sem os efeitos secundários indesejáveis associados aos agentes convencionais. (68)

3- Instrumentação endodontia

Os instrumentos endodônticos rotativos, tais como as limas de liga de níquel-titânio (Ni-Ti), são frequentemente utilizados em medicina dentária. O nitinol, uma liga de Ni-Ti, tem uma caraterística estrutural interessante. Tem duas fases cristalinas distintas, conhecidas como martensite e austenite, e por vezes uma fase intermédia conhecida como fase R. Esta transição entre as fases martensítica e austenítica permite que os instrumentos mantenham a sua elasticidade e memória de forma, o que é essencial para um desempenho ótimo durante os procedimentos endodônticos. (146)

É de notar que as limas de níquel-titânio podem ser propensas a falhas catastróficas. Mesmo quando sujeitas a cargas cíclicas abaixo do ponto de cedência, podem ocorrer alterações irreversíveis a longo prazo, tais como a formação de precipitados e defeitos, nas ligas de níquel-titânio (fenómenos de fadiga), levando eventualmente à falha do instrumento.(3)

Para minimizar o risco de falha catastrófica, as limas de níquel-titânio devem ser utilizadas de acordo com as recomendações do fabricante, respeitando os limites de carga cíclica e evitando tensões excessivas e movimentos bruscos que possam comprometer a sua integridade estrutural.

A nano-indentação é uma técnica para avaliar o desempenho de dispositivos de Ni-Ti e de aço inoxidável. Jamleh et al. em 2011, (73) realizaram um estudo para avaliar o efeito da fadiga cíclica em instrumentos endodônticos de níquel-titânio usando análise de nano-indentação. Neste estudo, um conjunto de instrumentos rotativos de Ni-Ti, incluindo novos e novos, foi submetido a uma análise aprofundada. Os resultados mostraram que a nano-indentação é uma técnica fiável para determinar o desempenho e o mecanismo de falha dos instrumentos. (107)

Adini et al. em 2011 testaram os efeitos de revestimentos de cobalto impregnados com nanopartículas de bissulfureto de tungsténio do tipo fulereno (WS2) na resistência à fadiga e falha de limas(3). Todas as técnicas utilizadas - difração dinâmica de raios X, nanoindentação e medições de binário - demonstraram uma melhoria significativa na resistência à fadiga e no tempo de rutura das limas endodônticas revestidas(3). As limas IF/Co revestidas (fulereno-IF/cobalto-Co) mostraram uma redução da fricção, da transformação de fase e da deterioração mecânica em comparação com as limas não revestidas. Estes resultados sugerem que as limas revestidas podem ser menos susceptíveis de falhar sob tensões relacionadas com o trabalho(3).

Foram desenvolvidas várias formas de lubrificante e irrigação para reduzir a fricção entre as limas endodônticas e a superfície do canal, ajudando a reduzir o risco de fratura.

Entre estas soluções, as nanopartículas ocas de paredes múltiplas com uma gaiola fechada interligada, como o IF-WS2 (bissulfureto de tungsténio) e o IF-MoS2 (bissulfureto de molibdénio), demonstraram um comportamento tribológico superior, especialmente sob cargas elevadas. Graças à sua forma quase esférica, elasticidade e baixa energia superficial, estas nanopartículas estão a revelar-se lubrificantes sólidos muito adequados(3).

Estas nanopartículas são comercializadas sob a marca "NanoLub" como aditivos para fluidos lubrificantes. Oferecem vantagens significativas em termos de lubrificação(3). Um revestimento com alguns micrómetros de espessura, como o revestimento Co/IF, pode melhorar a vida útil das limas endodônticas e, potencialmente, permitir a sua utilização sem risco de falha. É importante notar que este revestimento não altera as propriedades mecânicas da liga de NiTi subjacente, mas reduz as tensões exercidas sobre o instrumento, melhorando assim a sua vida útil.(3)

4- Medicação intracanal

A medicação intracanal é uma fase complementar do tratamento endodôntico durante a qual é colocado um penso antibacteriano no interior do canal radicular. O objetivo é eliminar os microrganismos residuais, reduzir a inflamação e promover a cicatrização. Esta etapa é geralmente efectuada entre as sessões de tratamento para garantir uma desinfeção óptima do sistema de canais radiculares.

O hidróxido de cálcio ($Ca(OH)_2$) é o medicamento intracanal mais utilizado, mas a sua eficácia pode ser alterada por uma série de factores, incluindo o pH, as proteínas séricas, o colagénio e a dentina. Além disso, sua eficácia contra E. faecalis e fungos é limitada, seu efeito anti-inflamatório não é muito pronunciado e seu poder analgésico é misto.

Neste contexto, uma avaliação das propriedades antioxidantes e anti-inflamatórias das AgNPs biossintetizadas foi efectuada por Nasim et al. em 2022. (102) Os resultados indicaram que, em comparação com os medicamentos intracanais convencionais à base de $Ca(OH)_2$, as AgNPs biossintetizadas demonstraram efeitos antioxidantes e anti-inflamatórios mais pronunciados.

A eficácia das nanopartículas de prata como fármacos, em comparação com a sua utilização como irrigantes, demonstra uma melhoria significativa no controlo dos biofilmes bacterianos. Trabalho realizado por Wu et al. em 2014, (140) demonstrou que a aplicação de um gel medicado contendo 0,02% de AgNPs alterou significativamente a estrutura do biofilme e reduziu o número de células de Enterococcus faecalis após o tratamento, em comparação com o uso de um gel de 0,01% de AgNPs e hidróxido de cálcio(105).

No entanto, a incorporação de nanopartículas antimicrobianas nas composições de medicamentos intracanais convencionais está a atrair um interesse crescente no campo da endodontia.

A adição de AgNP ao hidróxido de cálcio resulta num efeito antimicrobiano sinérgico. Balto et al. em 2020, (23) demonstraram que a combinação de AgNP e $Ca(OH)_2$, causou uma redução significativa de Enterococcus faecalis na dentina do canal radicular. (122)

Além disso, esta combinação promove efeitos sinérgicos que resultam em propriedades antimicrobianas melhoradas. A atividade antimicrobiana da combinação AgNP/$Ca(OH)_2$ foi mais eficaz do que a do hidróxido de cálcio isolado, do hidróxido de cálcio com ou sem clorexidina e das AgNPs isoladas. No entanto, não foi significativamente diferente da da pasta tripla de antibióticos (metronidazol, ciprofloxacina e minociclina). (139)

Para além da sua ação bactericida, estas nanopartículas de prata demonstraram efeitos anti-inflamatórios e antioxidantes significativos no contexto do tratamento endodôntico(4).

Também foi relatado, por Tanomaruque et al. 2013, (66) que a combinação de $Ca(OH)_2$ e ZnO-NP exibiu maior eficácia antimicrobiana do que ZnO-NP sozinho. Outro estudo, de Aguiar et al. 2015(8), mostrou que a adição de clorexidina aumentou ainda mais as propriedades antimicrobianas dessa combinação $Ca(OH)_2$ /ZnO-NP.(139) No mesmo contexto, os resultados da pesquisa de Shahi et al. em 2018, (144) mostraram que a aplicação de hidróxido de cálcio com prata, cobre, zinco ou magnésio indicou que a combinação de 1% de cobre e pasta de hidróxido de cálcio parecia ser a mais eficaz.(105) Assim, a combinação de clorexidina com AgNPs demonstrou não só aumentar a atividade antibacteriana, mas também amplificar o efeito antibacteriano residual da CHX como medicamento intracanal. Estas sinergias demonstraram um efeito antibacteriano residual significativo contra Enterococcus faecalis, tornando estas combinações potenciais candidatos como fármacos intracanais para utilização entre sessões de tratamento, prevenindo eficazmente o recrescimento bacteriano.(5)

Os nanohidróxidos de cálcio têm várias vantagens em relação à sua forma convencional. O seu tamanho mais pequeno significa que são mais capazes de penetrar nos túbulos dentinários, resultando numa atividade antibacteriana mais eficaz contra E. faecalis (139).

Além disso, a utilização de nano-hidróxidos de cálcio resulta numa menor redução da microdureza da dentina em comparação com o hidróxido de cálcio convencional. No que diz respeito à resistência à fratura, a aplicação de nano-hidróxidos de cálcio provoca uma menor redução em comparação com o hidróxido de cálcio convencional. (139)

Iffat Nasim et al. em 2022, (101) avaliaram a microdureza da dentina radicular após a utilização de um fármaco intra-canal. Foram testadas diferentes combinações de fármacos, nomeadamente uma combinação $CaOH_2$ /AgNP, uma combinação AgNP/GO e um grupo de controlo utilizando apenas hidróxido de cálcio. O medicamento intracanal à base de GO/AgNP teve o menor efeito na microdureza da dentina radicular em comparação com as outras combinações (101).

Embora numerosos estudos tenham relatado a eficácia da utilização de nanopartículas de prata na medicação endodôntica, outros estudos relataram resultados menos conclusivos. É essencial salientar que, ao aplicar AgNPs, é imperativo restringir a sua utilização ao espaço do canal radicular e assegurar meticulosamente que qualquer resíduo é removido da câmara pulpar antes de restaurar a coroa(4).

Os compostos nanoparticulados de silicato de cálcio com estruturas porosas internas estão a suscitar um interesse crescente devido às suas propriedades bioactivas, biocompatíveis e osteogénicas, bem como à sua substantividade e potencial como transportadores de medicamentos. (139)

Outros estudos mostraram também que as nanopartículas de silicato de cálcio mesoporoso combinadas com AgNPs ou ZnO-NPs apresentam uma elevada eficácia antibiofilme, uma citotoxicidade mínima, uma libertação sustentada de iões, infiltração nos túbulos dentinários e alterações insignificantes nas propriedades mecânicas da dentina (139).

Outro medicamento intracanal, a clorexidina, demonstrou alterar a estrutura da dentina, levando a uma diminuição da microdureza da dentina. Por conseguinte, o impacto da nano-clorexidina foi investigado no estudo realizado por Naseri et al. em 2019. (100) Os resultados confirmaram que a nano-CHX não causou qualquer alteração na microdureza, embora tenha sido observada uma alteração na estrutura química uma semana após a aplicação das duas substâncias. (107)

As nanopartículas de quitosano, devido às suas significativas propriedades antimicrobianas, têm sido utilizadas no contexto da medicação intracanal. A incorporação destas nanopartículas numa pasta à base de $Ca(OH)_2$ oferece o potencial para melhorar a capacidade de penetração da pasta nos túbulos dentinários, resultando num aumento da atividade antibacteriana. (124) Além disso, verificou-se que as CS-NPs são menos prejudiciais para a resistência da dentina do que o hidróxido de cálcio, devido à sua capacidade de promover a reticulação do colagénio e neutralizar as metaloproteinases da matriz. (139) As propriedades das nanopartículas de vidro bioativo como agentes potencialmente eficazes contra o biofilme nos canais radiculares foram amplamente estudadas. Os resultados de uma análise, realizada por Obeid et al. 2021, (104) revelaram que o BAG-NP demonstrou a maior atividade antimicrobiana, seguido do BAG e do $Ca(OH)2$. No entanto, é importante notar que, apesar do seu potencial, nenhum destes fármacos conseguiu eliminar completamente a E. faecalis.

O óxido de grafeno tem demonstrado propriedades antimicrobianas promissoras contra um amplo espetro de microrganismos, para além da sua capacidade de transportar antibióticos.

Um estudo realizado por Eskandari et al. em 2023, (56) teve como objetivo comparar a atividade antibacteriana da pasta antibiótica dupla (DAP), do óxido de grafeno isolado, bem como da sua combinação (GO-DAP), contra Enterococcus faecalis. A GO-DAP demonstrou uma eficácia antibacteriana persistente contra o E. faecalis, o que a torna uma opção promissora como medicamento intracanal para o tratamento dos canais radiculares.

5- Obturação do canal radicular

5-1- Cimentos para a selagem

Os cimentos ZOE são compostos principalmente por óxido de zinco e eugenol. Oferece uma série de vantagens, como a biocompatibilidade, a atividade antibacteriana, o fácil preenchimento do espaço entre o cone de guta-percha e as paredes do canal radicular e uma boa vedação.

No entanto, o cimento de cimentação ZOE também tem algumas desvantagens, incluindo a contração durante a presa e a dissolução nos fluidos dos tecidos. Também pode ser de presa relativamente lenta, o que pode exigir um tempo de polimerização prolongado. Além disso, é sensível à humidade, pelo que requer um ambiente seco durante a aplicação.

Como resultado, foi desenvolvido um novo selante endodôntico, denominado NZOE, que incorpora partículas nanométricas de pó de ZOE. Esta formulação foi concebida para melhorar as propriedades físico-químicas e antimicrobianas, otimizar o desempenho do material e ultrapassar alguns dos inconvenientes associados aos cimentos tradicionais à base de ZOE. (139)

Um estudo comparativo, conduzido por Zarei (147) et al. em 2018, revelou a atividade antimicrobiana do cimento obturador NZOE em comparação com dois outros cimentos endodônticos comumente usados, a saber, AH26 (à base de resina) e Pulpdent (à base de óxido de zinco eugenol). O estudo avaliou a sua eficácia contra agentes patogénicos endodônticos como E. faecalis, S. mutans, S. aureus, E. coli e C. albicans em diferentes intervalos de tempo.

Os resultados mostraram que o NZOE tinha a maior atividade antimicrobiana. Conseguiu eliminar todos os microrganismos testados, com exceção de uma estirpe de colónia de E. faecalis, que foi reduzida a zero após o tratamento.
2 horas. Em contraste, os selantes AH26 e Pulpdent não conseguiram eliminar completamente a colónia de E. faecalis durante todo o período de observação. (147)

As nanopartículas de quitosano foram estudadas no contexto dos selantes endodônticos. A utilização de NPs-SC para modificar selantes à base de óxido de zinco e eugenol levou a uma melhoria das suas propriedades antibacterianas e anti-biofilme (139). Da Silva et al. em 2013, (47) utilizaram um selante à base de óxido de zinco e eugenol incorporado com CS-NPs para obturação in vitro de canais radiculares em bovinos tratados. Esta modificação do selante inibiu a formação de biofilme na interface selante-dentina.Além disso, um estudo realizado por Del carpio et al. em 2015,(37) demonstrou que a incorporação de CS-NP numa resina epóxi (ThermaSeal, York, PA) aumentou a sua atividade antimicrobiana através do contacto direto e restrição da membrana. Para além disso, foi observada uma redução na formação de biofilme na interface selante-dentina, mesmo após um período de envelhecimento de quatro semanas (122).

A incorporação de CS-NP e ZnO-NP num cimento endodôntico à base de resina melhorou as propriedades antibacterianas do material e a sua capacidade de difusão de compostos antibacterianos. A adição destas nanopartículas não alterou as caraterísticas de fluxo do cimento no canal radicular. (122)

Para além disso, o CS-NP pode ser combinado com compostos de fosfato de cálcio, aproximando a sua composição química e estrutura cristalina dos materiais apáticos encontrados nos dentes e no osso. Este facto melhora a adesão do selante à dentina. No entanto, existem também limitações à utilização de nanopartículas de quitosano, particularmente durante o reprocessamento endodôntico (146).

A análise comparativa efectuada por S. Pattanaik et al. em 2019, (111) destacou que a adição de quitosano ao cimento AH Plus exibiu propriedades antifúngicas superiores em comparação com os cimentos Apexit Plus e MTA Fillapex. Estes resultados destacam o potencial benéfico do quitosano como aditivo em cimentos endodônticos para combater infeções fúngicas. (146)

Os compostos de amónio quaternário, particularmente a polietilenoimina de amónio quaternário (QPEI), têm sido estudados como agentes antibacterianos em materiais dentários e selantes de canais radiculares. As nanopartículas de QPEI demonstraram uma ampla atividade antimicrobiana e antibiofilme ao interagirem electrostaticamente com as membranas celulares bacterianas, causando danos celulares e a libertação de constituintes celulares. Além disso, a sua natureza insolúvel confere-lhes uma eficácia antimicrobiana a longo prazo. O QPEI, quando incorporado em selantes à base de resina epoxídica, confere uma propriedade antimicrobiana a estes materiais, tornando-os adequados como biomateriais antibacterianos. (139) Os resultados de testes realizados por Barros et al. em 2014, (28) demonstraram que a incorporação de 1% de nanopartículas de QPEI em selantes melhora o efeito antimicrobiano destes produtos, particularmente contra bactérias presentes na cavidade oral.(122) Outros estudos demonstraram a possibilidade de combinar nanopartículas de QPEI com selantes comerciais sem alterar a sua biocompatibilidade ou propriedades físico-químicas como solubilidade, fluidez, resistência à compressão e estabilidade dimensional. No entanto, a incorporação de nanopartículas de QPEI no AH Plus™ não resultou numa melhoria significativa da sua eficácia antibacteriana, embora tenham sido observados efeitos antibiofilme dependentes da estirpe. Em contraste, a adição de nanopartículas de QPEI ao Pulp Canal Sealer™ melhorou a sua eficácia antibacteriana e antibiofilme contra E. faecalis (122, 146). Além disso, Gong et al. em 2014, (63) desenvolveram um material concebido para prevenir reinfecções e combater infecções endodônticas durante a obturação radicular. Enriqueceram o AH Plus com silicato de amónio epoxídico (QAES) com uma superfície rugosa, uma forma esférica e um diâmetro de cerca de 120 nm. Os investigadores observaram que este material era eficaz para a desinfeção in vivo do canal radicular após a obturação. (146) O metacrilato de dimetilaminohexadecilo (DMAHDM) é outra variante química do amónio quaternário. A sua estrutura é composta por uma cadeia longa que pode estar numa matriz de resina após a formação de ligações por polimerização radicular. (139) Um estudo realizado por Seung et al. em 2018, (121) modificou o AH Plus™ à base de resina epóxi adicionando DMAHDM e AgNPs, o que levou a uma melhoria significativa nas propriedades antimicrobianas. Ao contrário do AH Plus™ , que perdeu a sua eficácia antibacteriana após 7 dias, o selante modificado manteve as suas propriedades antibacterianas durante 14 dias. (139)Numa abordagem promissora de Baras et al. em 2019, (27) foi avaliado um selante experimental contendo nanopartículas de fosfato de cálcio amorfo (nACP) associadas ao DMAHDM. Este cimento demonstrou uma atividade antibiofilme significativa e uma elevada libertação de iões de cálcio e fosfato, sugerindo um potencial para promover a remineralização e fortalecer as estruturas radiculares enfraquecidas.(6)No estudo de Chang et al. em 2020,(38) foi desenvolvido um novo cimento para canais radiculares utilizando acrilatos de uretano baseados em policarbonato poliol (PCPO), um macrodiol preparado a partir de dióxido de carbono. Para reforçar o efeito antibacteriano do selante, foram utilizadas bolachas de silicato nanométrico (NSP), às quais foram imobilizadas nanopartículas de prata e/ou nanopartículas de óxido de zinco. A eficácia antibacteriana foi avaliada utilizando Enterococcus faecalis como microrganismo de teste. Os resultados mostraram que os uretanos de acrilato à base de PCPO contendo 50 ppm de AgNP e ZnO-NP imobilizados em bolachas de silicato, designados Ag/ZnONSP, apresentavam uma boa biocompatibilidade e uma maior atividade antibacteriana.

Inaam Baghdadi et al. em 2021, (21) modificaram o BioRoot™ RCS, um cimento biocerâmico utilizado para o selamento de canais radiculares, adicionando três tipos diferentes de nanopartículas: nanotubos de carbono de paredes múltiplas (MWCNTs), carbonetos de titânio (TCs) e nitretos de boro (BNs). Os resultados obtidos indicaram que a adição de 1 wt% de MWCNT e TC melhorou significativamente a resistência à compressão e a microestrutura do BioRoot™ RCS inicial.

5-2- Material de enchimento do canal radicular (Gutta percha)

Embora a guta-percha seja o material de obturação mais utilizado nos canais radiculares, as suas propriedades antimicrobianas são limitadas, o que pode comprometer a eliminação de bactérias residuais no canal. Os avanços nos materiais de obturação dos canais radiculares visam preencher as lacunas associadas à guta-percha, melhorando as propriedades antimicrobianas e a resistência à fratura. A integração de agentes de dimensão nanométrica oferece novas perspectivas para obturações mais eficazes e duradouras dos canais radiculares.(139) No estudo realizado por Alves et al em 2018, (13) foi utilizada uma nova abordagem para melhorar a eficácia antimicrobiana dos cones comerciais de guta-percha (GP). Foram explorados dois métodos para melhorar as propriedades antibacterianas dos cones de GP.

Na primeira fase deste estudo, a GP foi revestida com AgNP. Os resultados obtidos mostraram uma melhoria significativa nas propriedades antibacterianas e antifúngicas da guta-percha revestida com nanopartículas de prata. Além disso, esta modificação mostrou uma eficácia significativa na prevenção de fugas bacterianas. Numa segunda fase, a superfície de outro grupo de GPs foi submetida a um tratamento com plasma de árgon, seguido da deposição de uma fina camada de ZnO. Os resultados mostraram que o tratamento com plasma melhorou consideravelmente as propriedades da superfície dos cones GP, tais como a relação superfície/volume específico, a energia livre e a reatividade. Os cones GP modificados mostraram uma atividade antibacteriana superior em comparação com os cones GP não tratados, e esta atividade foi ainda melhorada pela deposição de ZnO. O protocolo de desinfeção convencional com hipoclorito de sódio alterou a superfície dos cones GP, resultando numa topografia irregular e em depósitos abundantes. Além disso, a deposição direta de ZnO em cones de GP virgens também produziu uma superfície rugosa. No entanto, com o tratamento por plasma, os cones de GP apresentaram propriedades de superfície melhoradas (13).Num estudo realizado por Singh et al. em 2021, (123) foi desenvolvido um novo nanocompósito de polímero para melhorar as propriedades mecânicas e antimicrobianas do material. Os investigadores revestiram este polímero com nanoplaquetas de óxido de grafeno reduzido (GNP).

As nanoplaquetas de grafeno incorporadas no polímero tinham propriedades mecânicas comparáveis às da guta-percha. guta-percha, com uma resistência à tração de 27-36% e um alongamento na rutura de 2,1-3,1%. Além disso, a GNP demonstrou uma atividade antimicrobiana superior, inibindo significativamente a colonização bacteriana em comparação com a guta-percha comercial, preservando simultaneamente a integridade das células circundantes. Estes resultados destacam as potenciais vantagens deste material em termos de resistência mecânica e ação antimicrobiana para aplicação como material de preenchimento endodôntico (123).

Outro estudo, realizado por Lee et al. em 2015, (86) também investigou modificações na guta-percha através da incorporação de nanodiamantes ND para preencher o terço médio dos canais radiculares. Os NDs, com um tamanho de aproximadamente 46 nm, oferecem vantagens únicas devido às suas propriedades favoráveis para aplicações dentárias, incluindo a sua química de superfície versátil, biocompatibilidade e propriedades mecânicas. Além disso, estes nanodiamantes são revestidos com amoxicilina, o que pode melhorar a eficácia das terapias endodônticas, eliminando os micróbios e prevenindo a reinfeção do canal radicular. A incorporação de ND também melhorou a resistência mecânica dos cones de guta-percha, tornando-os mais fáceis de manusear clinicamente.

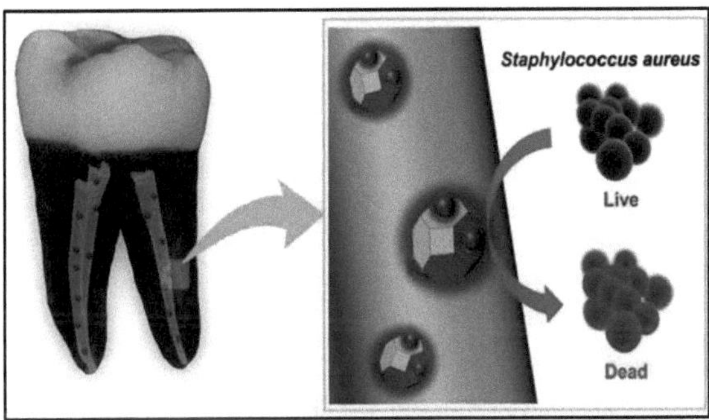

Figura 10: Representação esquemática da guta-percha tratada com nanodiamantes e revestida com amoxicilina(86).

6- Regeneração pulp

As nanopartículas têm suscitado um interesse crescente devido ao seu potencial para melhorar o resultado do processo de regeneração da polpa. As propriedades das nanopartículas, como a sua capacidade de libertar moléculas bioactivas de forma controlada, a sua elevada biodisponibilidade e a sua capacidade de penetrar nos tecidos, tornam-nas candidatas atractivas para aplicações de regeneração da polpa.

As CS-NPs demonstraram ser eficazes em vários estudos centrados na regeneração da polpa dentária. A utilização sinérgica de scaffolds e de factores de indução odontogénica cria um ambiente favorável à regeneração da polpa dentária e da dentina pelas células estaminais da polpa dentária. (146) As nanopartículas foram adaptadas para criar diferentes formas de scaffolds (estruturas temporárias concebidas para imitar a matriz extracelular e fornecer suporte para o crescimento e diferenciação de células estaminais e tecidos), que desempenham um papel essencial nas terapias endodônticas regenerativas. (70)

Além disso, os andaimes podem ser combinados com sistemas de transporte, conhecidos como nanocarreadores, permitindo a libertação controlada de diferentes moléculas bioactivas. Os nanocarreadores podem ser carregados com moléculas específicas e libertados de forma programada, melhorando a eficiência e a precisão do tratamento regenerativo. (70)

Elgendy et al. em 2017, (52) investigaram scaffolds naturais como própolis e quitosana. Eles mostraram o potencial desses scaffolds para o tratamento endodôntico devido à sua biocompatibilidade e capacidade de promover a regeneração tecidual. (125) Num estudo realizado por Bellamy et al. em 2016, (31) foi utilizado um scaffold à base de carboximetilquitosano carregado com nanopartículas de quitosano contendo o fator de crescimento transformador-β1 para melhorar a viabilidade, a diferenciação e a migração das células estaminais da papila apical (APSCs)(139).

Além disso, a utilização de CS-NP carregado com albumina de soro bovino melhorou a viabilidade do SCAP e aumentou a atividade da fosfatase alcalina (ALP). (135)

Do mesmo modo, a incorporação de nanopartículas de quitosano carregadas com dexametasona produziu melhorias na diferenciação odontogénica de SCAPs. (139)

Em pesquisa recente conduzida por Bhaskar et al. em 2021, (29) nano-HAs porosas derivadas de casca de ovo e carboximetilcelulose revelaram um aumento significativo na expressão do fator de crescimento endotelial vascular (VEGF) e da sialofosfoproteína dentinária, destacando seu potencial na promoção da regeneração dentária.(125)O papel das AuNPs na regeneração pulpar foi avaliado por Biz et al. em 2019. (33) Eles incorporaram AuNPs com um plástico orgânico biodegradável, L-lisina, para facilitar a sua internalização pelas células estaminais.

Além disso, a incorporação de 0,2 mg/ml de AuNP-PLL não interferiu com o comportamento de base das células estaminais da polpa dentária (DPSC). Esta metodologia revela-se, portanto, uma ferramenta útil para a marcação de células, a fim de observar o comportamento e a interação das células com os suportes 3D, abrindo um leque de novas abordagens na endodontia regenerativa. As nanopartículas de hidroxiapatite têm tido uma vasta aplicação no domínio da regeneração odontogénica. Quando em contacto com o tecido pulpar, a HA estimula a regeneração, encorajando a formação de células e tecidos complexos. Além disso, a hidroxiapatite integra-se harmoniosamente no osso sem causar toxicidade, resposta imunitária, infeção ou inflamação. (18)

A incorporação de HA-NP nos suportes promoveu a diferenciação de DPSCs no fenótipo odontoblástico, como demonstrado por estudos in vitro e in vivo. Um estudo também avaliou a diferenciação de DPSCs odontogénicas humanas em fibras de ácido poli-L-lático (PLLA) e mostrou resultados promissores. (146) Em 2019, Tondnevis et al. (130) exploraram o fabrico de um andaime de tecido dentário através da incorporação de nano-hidroxiapatite ou nano-fluoro-hidroxiapatite (nano-FHA) com quitosano. Os resultados mostraram que a adição de quitosano ao suporte conduziu a um aumento significativo da proliferação celular. (125) No domínio da regeneração da polpa dentária, o extrato da planta Elaeagnus Angustifolia (EA) foi utilizado para modificar a nano-hidroxiapatite e avaliar o seu impacto na diferenciação das células estaminais da polpa dentária. Azaeyan et al. em 2023, (19) mostraram que a incorporação de HA-NP modificada pelo extrato de EA (nHAEA) num compósito de poli(épsilon-caprolactona) (PCL) melhorou a adesão celular e intercelular. Além disso, a nHAEA estimulou a expressão dos genes do antigénio leucocitário humano-G5 (HLA-G5), do fator de crescimento endotelial vascular (VEGF), da sialofosfoproteína dentinária (DSPP) e da interleucina 6 (IL6). Estes resultados sugerem que os nHAEAs poderiam ter uma aplicação potencial no tratamento da polpa dentária, melhorando a capacidade regenerativa das DPSCs. (19) Estes estudos abrem novas perspectivas para o desenvolvimento de terapias regenerativas dentárias baseadas na utilização de nanomateriais e extractos de plantas. (19) O impacto do nano-vidro bioativo (58S) na diferenciação odontogénica e na mineralização das células da polpa dentária humana foi examinado por Gong et al. em 2014.(64) No seu estudo in vitro, observaram que o nano-vidro bioativo promoveu mais eficazmente a diferenciação e a mineralização das células da polpa dentária humana.(107)

Além disso, estudos demonstraram que a diferenciação odontogénica das células da polpa dentária humana pode ser estimulada através da incorporação de dexametasona e de nanopartículas de vidro bioactivas num sistema de andaimes de nanofibras (139). Este método aumentou a rigidez e a estabilidade dos andaimes. Além disso, o hidrogel reforçado foi enriquecido com lisado de plaquetas contendo factores pró-angiogénicos e quimiotácticos, o que tem o potencial de melhorar a revascularização e a regeneração do tecido pulpar. (139) Os exossomas têm suscitado um interesse crescente devido ao seu elevado potencial para promover a comunicação intercelular, o aumento do recrutamento de células, a diferenciação para linhagens celulares específicas e a reparação de tecidos. Os exossomas são pequenas vesículas extracelulares (30-90 nm) que contêm várias moléculas bioactivas, como o ADN, o ARN, os lípidos e as proteínas. Os microRNAs (miRNAs), em particular, demonstraram ter um efeito positivo sobre os exossomas. cada vez mais reconhecidos pelo seu papel na regulação dos processos celulares e pelo seu potencial terapêutico. O objetivo do estudo realizado por Ganesh et al. em 2022,(60) foi avaliar o efeito dos exossomas na orientação celular e diferenciação angiogénica para a regeneração da polpa dentária. Os exossomas (DPSC-Exos) foram isolados de células estaminais da polpa dentária de coelho cultivadas em condições de crescimento (Exo-G) ou de diferenciação angiogénica (Exo-A). As DPSC-Exos mostraram uma melhoria significativa na proliferação e migração celular quando tratadas com uma concentração específica de exossomas. Além disso, a análise da expressão genética revelou que as DPSC-Exos aumentaram a expressão de marcadores angiogénicos, tais como o fator de crescimento endotelial vascular A (VEGFA), a tirosina quinase 1 relacionada com Fms (FLT1) e a molécula 1 de adesão às células endoteliais plaquetárias (PECAM1). Os microRNAs contidos nos exossomas Exo-A foram identificados como tendo um papel fundamental na orientação celular e na angiogénese. Estes resultados sugerem que a estratégia de orientação celular e de diferenciação angiogénica baseada em exossomas tem um potencial terapêutico significativo para a regeneração da polpa dentária. Estes avanços abrem novas perspectivas promissoras para o desenvolvimento de terapias regenerativas inovadoras em endodontia, com a possibilidade de incentivar a regeneração do tecido dentário. Estes desenvolvimentos oferecem soluções avançadas para os pacientes que necessitam de tratamento endodôntico.

7- Materiais de preenchimento coronal (107)

As obturações coronais após o tratamento endodôntico são de importância crucial para a preservação, restauração funcional e melhoria estética do dente tratado. Os materiais de restauração coronária devem possuir determinadas propriedades fundamentais, tais como: boa adesão ao dente, baixa condutividade térmica, estabilidade dimensional, tempo de presa adequado, estética aceitável, resistência mecânica satisfatória, entre outras. No entanto, um dos principais problemas dos materiais de restauração coronária modernos é a perda de estanquicidade, que conduz à infiltração microbiana e a cáries recorrentes e, eventualmente, ao fracasso do tratamento endodôntico. A durabilidade da adesão entre os compósitos à base de resina e a dentina não é óptima, limitando a longevidade das restaurações adesivas a apenas alguns anos.

Assim, a aplicação da nanotecnologia na medicina dentária restauradora, combinada com a integração de nanopartículas, não s ó oferece a perspetiva de melhorar a resistência e a longevidade das restaurações, como também é suscetível de contrariar o aparecimento de cáries secundárias, conferindo propriedades antibacterianas às restaurações coronárias.

7-1- Resinas compósitos

Uma gama de nanopartículas utilizadas no desenvolvimento de nanocompósitos demonstrou a sua capacidade para otimizar as propriedades físicas das resinas compostas, preservando simultaneamente a sua radiopacidade.

Investigações em discos de resina composta mostraram que a introdução de AgNP numa concentração de 0,35% inibiu o crescimento de S. mutans e Lactobacillus acidophilus sem comprometer a sua resistência à compressão ou alterar a rugosidade da sua superfície (103). Recentemente, estudos demonstraram que a incorporação de nanopartículas de prata em compósitos de resina micro-híbrida comerciais resultou num aumento do ângulo de contacto na superfície dos materiais, levando a uma redução da adesão e da proliferação de bactérias patogénicas. No entanto, a síntese e a dispersão destas nanopartículas de prata apresentam desafios devido à sua tendência para se aglomerarem. (30)

Numa tentativa de ultrapassar estes problemas, foram sintetizados compósitos nanohíbridos de dimetacrilato/prata reticulados através do acoplamento de partículas de fotopolimerização, resultando em nanopartículas de 3 nm que estavam bem dispersas na matriz, sem alterar as propriedades mecânicas do material. No entanto, estes resultados só são fiáveis para concentrações muito baixas (0,02%) de AgNP, enquanto que em concentrações mais elevadas, estas nanopartículas não tiveram qualquer efeito benéfico na capacidade antibacteriana dos compósitos de resina e pareceram comprometer a fotopolimerização do material de restauração. (30)

Noutra abordagem, as AgNPs foram combinadas com um antibiótico, a Ciprofloxacina (CIP), para potenciar a ação antibacteriana das resinas compósitas. Em 2022, Arif et al. (17) demonstraram que os compósitos de resina contendo CIP-AgNP apresentavam uma maior

atividade antibacteriana e uma melhor resistência à compressão do que os compósitos de resina padrão. Além disso, estes compósitos eram mais biocompatíveis do que os que continham apenas AgNPs e não tinham efeito negativo na estética dentária.As nanopartículas de óxido de zinco foram incorporadas numa resina composta para avaliar a sua eficácia como agente antibacteriano. Wang et al. em 2019, (137) salientaram que, para além da sua atividade anti-adesiva e antibacteriana contra S. mutans, as resinas compostas
modificados com ZnO-NP mantiveram as suas propriedades mecânicas. Esta caraterística oferece vantagens significativas não só na prevenção de cáries secundárias, mas também na resistência à fratura do material (113). Um estudo realizado por Teymoornezhad et al. em 2016, (128) mostrou que a incorporação de 3% de nanopartículas de óxido de zinco num compósito de resina fluida teve o efeito de reduzir os fenómenos de microinfiltração. (113)

Numa comparação das propriedades antibacterianas entre resinas compostas contendo 1% de AgNPs e as que incorporam 1% de ZnO-NPs, observou-se que as resinas com ZnO-NPs mostraram uma atividade antibacteriana significativamente maior contra o Streptococcus mutans do que as que continham AgNPs. (124) A incorporação de nanopartículas esféricas de zircónia mostrou uma barreira eficaz contra a propagação de fissuras na camada híbrida durante os ensaios de resistência à microtração. Além disso, foram observadas melhorias na nano-dureza e nano-elasticidade dentro da camada híbrida durante até 3 meses com a adição de nanopartículas de cloreto de zircónio (30).

Além disso, a incorporação de AuNP melhorou as propriedades mecânicas das resinas sem causar toxicidade para as células (24).

No entanto, é de notar que a incorporação destas nanopartículas pode levar a uma redução da transmissão de luz, o que pode dar um aspeto opaco à restauração. Este facto deve ser tido em conta quando são utilizadas em aplicações estéticas dentárias. (24)

Mais recentemente, foi avaliado um material compósito dentário magnético inovador, baseado na utilização de nanopartículas de magnetite revestidas com uma camada dupla de dióxido de silício (SiO2) e hidróxido de cálcio Ca(OH)2 . Este material tem a capacidade de induzir a calcificação local e promover a formação de dentina secundária, ao mesmo tempo que apresenta propriedades bacteriostáticas, tornando-o particularmente promissor para aplicações específicas em medicina dentária (45).

A utilização de nanodiamantes funcionalizados com um copolímero quaternizado em compósitos de resina demonstrou a capacidade de inibir a formação de biofilme sem alterar a integridade estrutural do dente. Este avanço poderá ter uma importância significativa na prevenção de infecções e falhas associadas às restaurações dentárias. (94)

Um estudo realizado por Chung et al. 2016, (43) criou com sucesso um nanocompósito misturando nanopartículas de HA (constituinte inorgânico, 75% em peso) com quitosano (constituinte orgânico, 25% em peso). Esta mistura de componentes imita a composição fisiológica dos dentes, o que pode melhorar o desempenho e a integração do compósito na estrutura dentária. (125)

Os avanços na investigação levaram ao desenvolvimento de estratégias inovadoras para reparar fissuras e erradicar a cárie dentária utilizando agentes triplos. Estes agentes incluem microcápsulas auto-regeneradoras, dimetacrilato de dimetilaminohexadecilo (DMAHDM) e nanopartículas de apatite de cálcio amorfa (nACP). Esta abordagem inovadora é aplicável a uma variedade de materiais dentários, incluindo adesivos, cimentos, selantes e compósitos. (94) Num estudo realizado por Cao et al. em 2017, (36) foi desenvolvida uma resina contendo nanopartículas de prata utilizando nanocompósitos AgBr/BHPVP. Esta resina exibiu uma libertação contínua de iões Ag+ que exerceu um efeito antibacteriano particularmente potente sobre Streptococcus mutans, preservando ao mesmo tempo a resistência à flexão e o módulo do material (94).Um estudo realizado por Xiao et al. em 2017,(141) levou à conceção de um compósito multifuncional bioativo (BMC) incorporando nanopartículas de nACP, MPC (2-metacriloiloxietilfosforilcolina), DMAHDM e AgNP. A incorporação de poli(amido amina) (PAMAM) no BMC conferiu-lhe poderosas propriedades antibacterianas(94). Este estudo centrou-se na remineralização da dentina radicular e demonstrou que o BMC + PAMAM é eficaz na proteção das estruturas radiculares dos dentes e é promissor para restaurações de diferentes classes de cavidades dentárias, incluindo restaurações de Classe I e Classe II (94).

Estes materiais poderão revolucionar a medicina dentária, proporcionando opções de restauração mais eficazes e duradouras para preservar a saúde oral. No entanto, será necessária mais investigação para confirmar a sua segurança e eficácia a longo prazo antes da sua utilização clínica generalizada.

Uma série de estudos de investigação analisou a incorporação de cargas nanométricas em compósitos dentários para reforçar a sua estrutura e conferir-lhes propriedades antibacterianas. Num estudo realizado por Wang et al. 2018, (136) nanopartículas de sílica mesoporosa enrugada (WMS) foram introduzidas em cargas unimodais e bimodais. Os resultados indicam que a WMS associada a uma mistura de carga bimodal apresenta propriedades mecânicas melhoradas em comparação com a sua contraparte com uma mistura de carga unimodal. Esta abordagem inovadora tornou possível aumentar a resistência do compósito, preservando simultaneamente as suas caraterísticas clínicas fundamentais. (94) A investigação realizada por Ai et al. 2017, (9) teve como objetivo reforçar os compósitos dentários utilizando nanofios de hidroxiapatite (HA) revestidos com polidopamina (PDA) e tratados com nanopartículas de prata. Os nanofios HA-PDA-Ag modificados exibiram uma adesão notável à matriz de resina Bis-GMA, bem como uma atividade antibacteriana eficaz. O compósito resultante exibiu uma atividade bactericida substancial sem causar toxicidade nos tecidos circundantes, qualificando-o como um nanofiller particularmente adequado para aplicações dentárias. (94) Outras investigações recomendaram a utilização de compósitos contendo nanopartículas de CaP em áreas onde a remoção total do tecido cariado não é recomendada. Além disso, são indicados para lesões cariosas precoces e em pacientes com alto risco de cárie, como aqueles com xerostomia. (30) Em termos de desempenho clínico, estudos relataram que os nanocompósitos têm propriedades e resultados comparáveis ou até melhores que os dos compósitos híbridos e micropreenchidos. Os nanocompósitos têm-se mostrado promissores para restaurações oclusais e selantes de fossas e fissuras, demonstrando a sua eficácia na prevenção de cáries. (30)

7-2- Cimentos de ionómero de vidro CVI

Os cimentos de ionómero de vidro (CIV) são materiais amplamente utilizados em medicina dentária, particularmente pelas suas propriedades de libertação de iões fluoreto, que ajudam a prevenir cáries secundárias. Com o objetivo de melhorar as propriedades mecânicas sem comprometer as caraterísticas clínicas do CVI, Rehman et al. 2008, (99) demonstraram que a adição de poliácidos contendo N-vinilpirrolidona (NVP), bem como nano-HA e fluoroapatite (nano-FA), ao ionómero de vidro convencional (Fuji II, GC International, Tóquio, Japão) melhorou a sua resistência mecânica em comparação com o cimento Fuji II comercial. (133)

A incorporação de nanopartículas de dióxido de titânio no CVI também melhorou as suas propriedades mecânicas e a atividade antibacteriana contra Streptococcus mutans (133).

Além disso, o CVI dopado com cobre demonstrou maior eficácia antibacteriana e reduziu a degradação do colagénio (94). Os resultados do estudo realizado por Paiva et al. 2018, (108) revelaram que o CVI enriquecido com AgNP demonstrou uma atividade antibacteriana excecional contra Streptococcus mutans. (94)

Os cimentos de ionómero de vidro modificados por resina (RIMVC) são utilizados numa variedade de aplicações clínicas, incluindo obturações temporárias em dentes permanentes, revestimentos ou bases, selantes, substitutos de dentina, particularmente para obturações cervicais, e cáries radiculares. (133)

A integração de nanopartículas no CVIMAR da 3M ESPE deu origem a uma nova categoria de materiais de restauração conhecidos como nanoionómeros. Estes nanoionómeros incluem copolímeros de ácido acrílico e ácido itacónico, vidro de aluminossilicato, metacrilato de bisfenol A-glicidilo, dimetacrilato de trietilenoglicol, metacrilato de hidroxietilo e nanocargas. (133)

7-3- Adesivos dentários

Para melhorar o desempenho clínico a longo prazo dos compósitos de resina, os esforços têm-se centrado na redução dos efeitos da contração da polimerização e da viscosidade dos materiais altamente preenchidos.

A degradação da camada híbrida nos adesivos dentários resulta principalmente de processos de degradação hidrolítica e enzimática que afectam as fibrilas de colagénio e a resina hidrofílica. Têm sido utilizadas várias abordagens para contrariar esta degradação, incluindo a incorporação de nanopartículas de fosfato de cálcio amorfo, vidro bioativo ou hidroxiapatite nos adesivos dentários. (30)

A incorporação de AgNPs não teve um impacto significativo nos adesivos aplicados em dentina não cariada. No entanto, conduziu a uma diminuição substancial da viabilidade do biofilme e da atividade metabólica, bem como a uma redução das unidades formadoras de colónias e da produção de ácido lático quando as AgNPs foram introduzidas no adesivo (103).

Vários estudos demonstraram que a adição de ZnO-NP aos adesivos dentários melhora consideravelmente a sua qualidade. A incorporação destas nanopartículas em sistemas adesivos dentários tem sido associada a uma melhoria significativa das suas propriedades antimicrobianas, preservando simultaneamente a sua força adesiva. (113)

Dadkan et al. 2014, (46) investigaram a influência das nanopartículas de ouro na resistência de união à dentina num agente de união experimental. Além disso, a adição de nanoplaquetas de grafeno levou a uma melhoria da resistência à flexão e à tração do adesivo dentário, com concentrações óptimas fixadas em 10X para a resistência à flexão e 5X para a resistência à tração. (24)Uma camada híbrida de dentina forte e estável deve ser capaz de suportar as tensões cíclicas impostas à interface de restauração, mantendo ao mesmo tempo valores elevados de resistência de união inicial. A incorporação de nanopartículas esféricas de zircónia foi identificada como geradora de uma barreira eficaz contra a propagação de fissuras a partir da base da camada híbrida em testes de resistência à microtração. (30)

Além disso, a incorporação de HA-NP em agentes de ligação tem sido estudada para melhorar as propriedades biomecânicas da resina adesiva, reforçando assim a estrutura dentária e a durabilidade (30). A utilização conjunta de fosfato de cálcio nano-amorfo (nACP) com dimetacrilato de amónio quaternário (QADM) e nanosilver (nAg) em adesivos de dentina visa tirar partido dos benefícios de diferentes abordagens. Esta combinação procura remineralizar o colagénio desmineralizado enquanto reduz a presença de bactérias em torno da interface adesiva (30).Os adesivos dentinários experimentais contendo nanogéis à base de UDMA ou bisfenol-A dimetacrilato etoxilado (BisEMA) (tamanho de partícula 10-80 nm) mostraram que o tamanho das partículas de nanogel permite a sua dispersão nos túbulos dentinários e, por vezes, nos espaços interfibrilares. A adição de nanogel limita as taxas de difusão de oxigénio na superfície do material, reduzindo assim a inibição de oxigénio durante a polimerização da camada adesiva. No entanto, o nível de hidrofilicidade do nanogel tem impacto não só no seu desempenho mecânico, mas também na força de adesão à dentina e na estabilidade do material de restauração ao longo do tempo (30).Em resumo, a incorporação de nanopartículas em adesivos dentários está a emergir como uma estratégia promissora para otimizar as suas caraterísticas mecânicas, antibacterianas e remineralizantes. No entanto, é crucial considerar cuidadosamente a dispersão das nanopartículas para garantir a sua eficácia no contexto das restaurações dentárias.

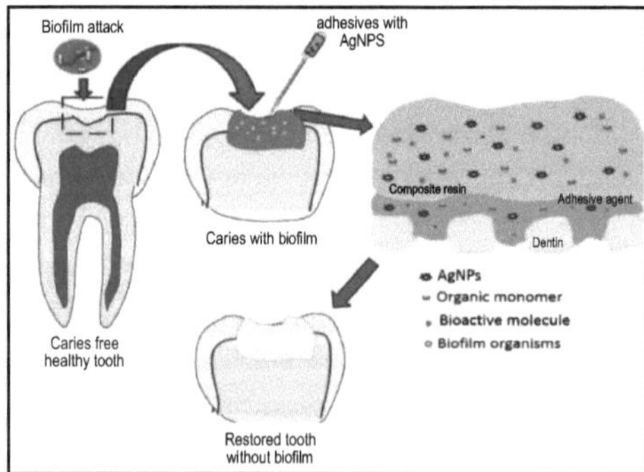

Figura 11: A incorporação de AgNPs em resinas compostas e sistemas adesivos erradica os organismos do biofilme, evita a microinfiltração e aumenta a longevidade da restauração(25).

Tabela II: Resumo das aplicações clínicas das nanopartículas mais utilizadas em endodontia.

Aplicações NPs	Preservar a vitalidade da polpa	Irrigação endodôntica	Instrumentação	Medicação intravenosa	Obturação do canal radicular		Regeneração da pasta	Materiais de restauro coronária		
					Cimentos selagem	GP		RC	CVI	adesivos
AgNP		+++		++	+	+		+	+	+
CS-NP	+	+		+						
G-NP		+		+		+				
MeO-NP (ZnO-NP)	+	+		+	+	+		+	+	+
AuNP		+					+	+		+
BAG-NP	++			+			+			
HA-NP							+	+	+	
Zr-NP								+		+
Outros: WS2			+							
Outros: ND		+				+				
Outros: Nano MTA	+						+			
Outros: Nano CaOH2				++						
Outros: Nano CHX		+		+						
Outros: nACP	+							+	+	+
Outros: NZOE					+					
Outros: QPEI					+					
Outros: exossomas							+			

Com base no número de artigos científicos publicados :

(+++): As nanopartículas são muito utilizadas nestes domínios (++): As nanopartículas são amplamente utilizadas nestes domínios (+): As nanopartículas são aplicadas nestes domínios

CONCLUSÃO

Os avanços científicos e tecnológicos abriram novos horizontes na área da endodontia, o ramo da medicina dentária que se dedica ao tratamento da polpa dentária e ao desenvolvimento de novos tratamentos para os tecidos circundantes. A aplicação de nanopartículas surgiu como um importante campo de estudo devido à sua capacidade de melhorar o desempenho dos materiais e métodos utilizados em endodontia. Devido ao seu tamanho extremamente pequeno e propriedades únicas, as nanopartículas oferecem vantagens substanciais em vários aspectos do tratamento endodôntico. As nanopartículas podem ser utilizadas numa variedade de aplicações endodônticas, incluindo a preservação da vitalidade da polpa, irrigação e instrumentação do canal radicular, medicação intracanal, obturação definitiva do canal radicular, procedimentos de regeneração pulpar e materiais de obturação coronal. No entanto, a utilização destas nanopartículas requer uma avaliação aprofundada dos potenciais riscos, de modo a compreender os seus defeitos, o seu provável impacto celular, a sua toxicidade e os seus efeitos no ambiente, sendo importante salientar que a maioria da investigação sobre nanomateriais dentários está atualmente limitada a estudos in vitro. São ainda essenciais estudos in vivo e ensaios clínicos que envolvam pacientes para avaliar plenamente a eficácia e a segurança das nanopartículas. É urgentemente necessária mais investigação para avaliar exaustivamente os efeitos a longo prazo das nanopartículas na endodontia. Isto inclui uma análise aprofundada da sua imunogenicidade, biocompatibilidade e/ou biodegradabilidade, bem como a identificação dos potenciais riscos associados à exposição do profissional a estas nanopartículas. Para além disso, é essencial desenvolver normas de segurança adequadas para orientar a sua utilização.

REFERÊNCIAS

1. **Abbasi E, Milani M, Fekri Aval S et al.**

Nanopartículas de prata: Métodos de síntese, aplicações biológicas e propriedades.

Crit RevMicrobiol 2016;42:173-80.

2. **Abbaszadegan A, Nabavizadeh M, Gholami A et al.**

Nanopartículas de prata protegidas por líquido iónico à base de imidazólio com carga positiva: um desinfetante promissor no tratamento de canais radiculares.
Int Endod J 2015;48:790-800.

3. **Adini AR, Feldman Y, Cohen SR et al.**

Aliviar a fadiga e a falha das limas endodônticas de NiTi através de um revestimento contendo nanopartículas inorgânicas de WS2 do tipo fulereno.
J Mater Res 2011;26:1234-42.

4. **Afkhami F, Forghan P, Gutmann JL, Kishen A.**

Nanopartículas de prata e suas aplicações terapêuticas em endodontia: uma revisão narrativa.
Farmacêutica 2023;15:715.

5. **Afkhami F, Rostami G, Batebi S, Bahador A.**

Efeitos antibacterianos residuais de uma mistura de nanopartículas de prata/hidróxido de cálcio e outros medicamentos para canais radiculares contra Enterococcus faecalis.
J Dent Sci 2022;17:1260-5.

6. **Afrasiabi S, Chiniforush N, Barikani HR, Partoazar A, Goudarzi R.** Nanostructures as targeted therapeutics for combating oral bacterial diseases.
Biomedicinas 2021;9:1435.

7. **Agnihotri SA, Mallikarjuna NN, Aminabhavi TM.**

Avanços recentes em micro e nanopartículas à base de quitosano na administração de medicamentos.
J Controlled Release 2004;100:5-28.

8. **Aguiar AS, Guerreiro-Tanomaru JM, Faria G, Leonardo RT, Tanomaru-Filho M.**
Atividade antimicrobiana e ph de nanopartículas de hidróxido de cálcio e óxido de zinco medicação intracanal e associação com clorexidina. J Contemp Dent Pract 2015;16:624-9.

9. **Ai M, Du Z, Zhu S et al.**

Resina composta reforçada com nanofios de hidroxiapatite carregados com nanopartículas de prata para aplicação dentária.
Dent Mater 2017;33:12-22.

10. **Akbari M, Zebarjad SM, Nategh B, Rouhani A.**

Efeito da nano-sílica no tempo de presa e nas propriedades físicas do agregado de trióxido mineral.
J Endod 2013;39:1448-51.

11. **Albrecht C, Scherbart AM, van Berlo D, Braunbarth CM, Schins RP, Scheel J.** Avaliação dos efeitos citotóxicos e do stress oxidativo com dispersões de hidroxiapatite de diferentes propriedades físico-químicas em células NR8383 de rato e macrófagos primários. Toxicol Vitro Int J 2009;23:520-30.

12. **Al-Madi EM, Al-Jamie MA, Al-Owaid NM, Almohaimede AA, Al-Owid AM.**

Eficácia antibacteriana do diamino fluoreto de prata como irrigante de canais radiculares.

Clin Exp Dent Res 2019;5:551-6.

13. **Alves MJ, Grenho L, Lopes C et al.**

Efeito antibacteriano e biocompatibilidade de um novo cone de guta-percha revestido com ZnO nanoestruturado para um melhor tratamento endodôntico. Mater Sci Eng C Mater Biol Appl 2018;92:840-8.

14. **Alzahrani FM, Katubi KMS, Ali D, Alarifi S.**

Efeitos apoptóticos e de danos no ADN de nanopartículas de zircónia estabilizada com ítria em células epiteliais da pele humana.
Int J Nanomedicine 2019;14:7003-16.

15. **Ambalavanan N, Kavitha M, Jayakumar S, Raj A, Nataraj S.** Avaliação comparativa do efeito bactericida da nanopartícula de prata em combinação com o laser Nd-YAG contra enterococcus faecalis: um estudo in vitro.
J Contemp Dent Pract. 2020;21:1141-5.

16. **Anu Mary Ealia S, Saravanakumar MP.**

Uma revisão sobre a classificação, caraterização, síntese de nanopartículas e sua aplicação.
IOP Conf Ser Mater Sci Eng 2017;263:032019.

17. **Arif W, Rana NF, Saleem I et al.**

Atividade antibacteriana de um compósito dentário com nanopartículas de prata carregadas com ciprofloxacina.
Mol Basel Switz 2022;27:7182.

18. **Azaryan E, Hanafi-Bojd MY, Alemzadeh E, Emadian Razavi F, Naseri M.**
Efeito do nanocompósito PCL/nHAEA na diferenciação osteo/odontogénica de células estaminais da polpa dentária.
BMC Oral Health 2022;22:505.

19. **Azaryan E, Mortazavi-Derazkola S, Alemzadeh E et al.**

Efeitos de nanobastões de hidroxiapatite preparados com extrato de Elaeagnus Angustifolia na

modulação de genes imunomoduladores/regeneração da polpa dentária em DPSCs.
Odontology 2023;111:461-73.

20. Bagga P, Siddiqui HH, Akhtar J, Mahmood T, Zahera M, Khan MS.
Nanopartículas de ouro conjugadas com levofloxacina: para uma melhor atividade antibacteriana em relação à levofloxacina isolada.
Curr Drug Deliv 2017;14:1114-9.

21. Baghdadi I, AbuTarboush BJ, Zaazou A et al.

Investigação da estrutura e resistência à compressão de um cimento biocerâmico para canal radicular reforçado com nanomateriais.
J ApplBiomaterFunct Mater 2021;19:1-13.

22. Balsaraf O, Raghavendra SS, Shah D, Sanjyot M, Balsaraf A. Comparative evaluation of antifungal efficacy of conventional endodontic irrigants and chitosan nanoparticles.
J Conserv Dent JCD. 2023;26:226-9.

23. Balto H, Bukhary S, Al-Omran O, BaHammam A, Al-Mutairi B. Efeito combinado de uma mistura de nanopartículas de prata e hidróxido de cálcio contra o biofilme de Enterococcus faecalis.
J Endod. 2020;46:1689-94.

24. Bapat RA, Chaubal TV, Dharmadhikari S et al.

Avanços recentes das nanopartículas de ouro como biomaterial em medicina dentária.

Int J Pharm 2020;586:119596.

25. Bapat RA, Chaubal TV, Joshi CP et al.

Uma visão geral da aplicação de nanopartículas de prata para biomateriais em medicina dentária.
Mater Sci Eng C Mater Biol Appl 2018;91:881-98.

26. Bapat RA, Yang HJ, Chaubal TV et al.

Revisão sobre a síntese, propriedades e aplicações terapêuticas multifacetadas da zircónia nanoestruturada em medicina dentária.
RSC Adv 2022;12:12773-93.

27. Baras BH, Wang S, Melo MA et al.

Novo cimento bioativo para canais radiculares com propriedades antibiofilme e de remineralização.
J Dent 2019;83:67-76.

28. Barros J, Silva MG, Rodrigues MA et al.

Propriedades antibacterianas, físico-químicas e mecânicas de cimentos endodônticos contendo nanopartículas de polietilenimina de amónio quaternário.
Int Endod J 2014;47:725-34.

29. Baskar K, Saravana Karthikeyan B, Gurucharan I et al.

Scaffold de carboximetilquitosano incorporado em nano-hidroxiapatite derivada de casca de ovo para regeneração da dentina: Uma investigação laboratorial. Int Endod J 2022;55(1):89-102.

30. Bastos NA, Bitencourt SB, Martins EA, De Souza GM. Revisão das aplicações da nanotecnologia em materiais restauradores à base de resina.
J EsthetRestor Dent 2021;33:567-82.

31. Bellamy C, Shrestha S, Torneck C, Kishen A.

Efeitos de um suporte bioativo contendo um sistema de nanopartículas libertadoras de fator de crescimento transformador-β1 sustentado na migração e diferenciação de células estaminais da papila apical.
J Endod 2016;42:1385-92.

32. Betancourt J, Cabral-Romero C, Hernandez-Delgadillo R et al. Análise da atividade antimicrobiana e antibiótica de nanopartículas para uso endodôntico.
Int J Appl Dent Sci 2020;6:85-9.

33. Biz MT, Cucco C, Cavalcanti BN.

Incorporação de nanocomplexos AuNP-PLL em DPSC: uma nova ferramenta para análise 3D na regeneração da polpa.
Clin Oral Investig 2020;24:1761-7.

34. Bonilla-Represa V, Abalos-Labruzzi C, Herrera-Martinez M, Guerrero-Pérez MO. Nanomateriais em medicina dentária: estado da arte e desafios futuros.

Nanomaterials 2020;10(9):1770.

35. Bordea IR, Candrea S, Alexescu GT et al.

Utilização de nano-hidroxiapatite em medicina dentária: uma revisão sistemática.

Drug MetabRev 2020;52:319-32.

36. Cao W, Zhang Y, Wang X et al.

Desenvolvimento de um novo material dentário à base de resina com modos biocidas duplos e libertação sustentada de iões Ag+ com base em nanocompósitos fotocuráveis de AgBr/polímero catiónico.
J Mater Sci Mater Med 2017;28:103.

37. Carpio-Perochena A del, Kishen A, Shrestha A, Bramante CM. Propriedades antibacterianas associadas ao tratamento com nanopartículas de quitosano na dentina radicular e em 2 tipos de selantes endodônticos.
J Endod 2015;41:1353-8.

38. Chang HH, Tseng YT, Huang SW et al.

Avaliação de compósitos de acrilato de uretano à base de dióxido de carbono para selantes de

obturação de canais radiculares.
Polímeros 2020;12:482.

39. Charannya S, Duraivel D, Padminee K, Poorni S, Nishanthine C, Srinivasan MR. Avaliação comparativa da eficácia antimicrobiana das nanopartículas de prata e do gluconato de clorexidina a 2%, quando utilizados isoladamente e em combinação, através do método de difusão em ágar: Um estudo in vitro.
Contemp Clin Dent 2018;9:204-9.

40. Chávez-Andrade GM, Tanomaru-Filho M, Rodrigues EM et al.

Citotoxicidade, genotoxicidade e atividade antibacteriana de nanopartículas de prata revestidas com poli(álcool vinílico) e farnesol como soluções irrigantes.

Arch Oral Biol 2017;84:89-93.

41. Chávez-Andrade GM, Tanomaru-Filho M, Basso Bernardi MI, de Toledo Leonardo R, Faria G, Guerreiro-Tanomaru JM. Atividades antimicrobiana e anti-adesão de biofilme de nanopartículas de prata e farnesol contra microrganismos endodônticos para possível aplicação no tratamento de canais radiculares.
Arch Oral Biol 2019;107:104481.

42. Chen J, Zhao Q, Peng J, Yang X, Yu D, Zhao W.

Propriedades antibacterianas e mecânicas de cimentos de ionómero de vidro modificados com nanopartículas de prata e grafeno reduzido.
J Dent 2020;96:103332.

43. Chung JH, Kim YK, Kim KH et al.

Síntese, caraterização e biocompatibilidade de nanocompósitos de hidroxiapatita-polímeros naturais para aplicações em odontologia.
ArtifCellsNanomedicineBiotechnol 2016;44:277-84.

44. Corral Nunez C, AltamiranoGaete D, Maureira M, Martin J, Covarrubias C.
As nanopartículas de vidro bioativo aumentam a bioatividade da biodentina nas células estaminais da polpa dentária.
Mater Basel Switz 2021;14:2684.

45. Craciunescu I, Ispas GM, Ciorita A, Leoştean C, Illés E, Turcu RP. Novos materiais compósitos magnéticos para aplicação em restaurações de estruturas dentárias.
Nanomater Basel Switz 2023;13:1215.

46. Dadkan S, Salari S, Khakbiz M, Atai M.

Propriedades mecânicas de adesivos dentários contendo nano partículas de ouro.
Actas do 5º Congresso Internacional de Nanociência e Nanotecnologia.
Nanotecnologia (ICNN2014) 22-24 de outubro de 2014, Teerão, Irão, 2014.

47. DaSilva L, Finer Y, Friedman S, Basrani B, Kishen A.

Formação de biofilme na interface da dentina radicular bovina tratada com quitosano conjugado e cimento contendo nanopartículas de quitosano.
J Endod2013;39:249-53.

48. de Almeida J, Cechella BC, Bernardi AV, de Lima Pimenta A, Felippe WT.
Eficácia de soluções de nanopartículas e irrigantes endodônticos convencionais contra o biofilme de Enterococcus faecalis.
Indian J Dent Res 2018;29:347-51.

49. Del Carpio-Perochena A, Bramante CM, Duarte MA, de Moura MR, Aouada FA, Kishen A.
Propriedades quelantes e antibacterianas de nanopartículas de quitosano na dentina.
Restor Dent Endod2015;40:195-201.

50. Dizaj SM, Lotfipour F, Barzegar-Jalali M, Zarrintan MH, Adibkia K.
Atividade antimicrobiana dos metais e das nanopartículas de óxidos metálicos.

Mater Sci Eng C 2014;44:278-84.

51. Dreanca A, Sarosi C, Parvu AE et al.

Avaliação da biocompatibilidade sistémica e local de materiais dentários compósitos de grafeno em defeitos ósseos experimentais da mandíbula.
Materiais 2020;13:2511.

52. Elgendy AA, Fayyad DM.

Viabilidade e alterações apoptóticas de células estaminais da polpa dentária tratadas com própolis, quitosano e os seus homólogos nano.
Tanta Dent J 2017;14:198.

53. Elkassas D, Arafa A.

As aplicações inovadoras das nanoestruturas terapêuticas em medicina dentária.
NanomedicinaNanotechnol Biol Med 2017;13:1543-62.

54. Ertem E, Gutt B, Zuber F et al.

Nanopartículas de prata com núcleo em soluções de desinfeção endodôntica permitem um efeito antimicrobiano a longo prazo nos biofilmes orais.
ACS Appl Mater Interfaces 2017;9:34762-72.

55. Eshed M, Lellouche J, Matalon S, Gedanken A, Banin E. Revestimentos sonoquímicos de nanopartículas de ZnO e CuO inibem a formação de biofilme de streptococcus mutans no modelo de dentes. Langmuir 2012;28:12288-95.
56. Eskandari F, Abbaszadegan A, Gholami A, Ghahramani Y.

A eficácia antimicrobiana do óxido de grafeno, da pasta antibiótica dupla e da sua combinação contra Enterococcus faecalis no tratamento do canal radicular.
BMC Oral Health 2023;23:20.

57. Franková J, Pivodová V, Vágnerová H, Juráňová J, Ulrichová J. Efeitos das nanopartículas de prata em culturas de células primárias de fibroblastos e queratinócitos num modelo de cicatrização de feridas.
J ApplBiomaterFunct Mater 2016;14(2):137-42.

58. Gad MM, Al-Thobity AM, Shahin SY, Alsaqer BT, Ali AA. Efeito inibitório das nanopartículas de óxido de zircónio na adesão de Candida albicans a bases de dentaduras de polimetilmetacrilato reparadas e próteses provisórias removíveis: Uma nova abordagem para a prevenção da estomatite dentária.
Int J Nanomedicine 2017;12:5409-19.

59. Galdiero S, Falanga A, Vitiello M, Cantisani M, Marra V, Galdiero M.
Nanopartículas de prata como potenciais agentes antivirais.

Molecules 2011;16:8894-918.

60. Ganesh V, Seol D, Gomez-Contreras PC, Keen HL, Shin K, Martin JA.
Homing celular baseado em exossomas e diferenciação angiogénica para a regeneração da polpa dentária.
Int J Mol Sci 2022;24:466.

61. Geim AK.

Grafeno: estado e perspectivas.

Ciência 2009;324:1530-4.

62. Girigoswami K.

Toxicidade das nanopartículas de óxidos metálicos.

Adv Exp Med Biol 2018;1048:99-122.

63. Gong S, Huang Z, Shi W, Ma B, Tay FR, Zhou B.

Avaliação in vitro do efeito antibacteriano do ah plus incorporado com epoxi silicato de amónio quaternário contra enterococcus faecalis.
J Endod 2014;40:1611-5.

64. Gong W, Huang Z, Dong Y et al.

A extração iónica de um novo vidro bioativo de tamanho nanométrico melhora a diferenciação e a mineralização das células da polpa dentária humana. J Endod 2014;40:83-8.

65. Guazzo R, Gardin C, Bellin G et al.

Nanomateriais à base de grafeno para a engenharia de tecidos no domínio dentário.

Nanomater Basel Switz 2018;8:349.

66. Guerreiro-Tanomaru JM, Pereira KF, Nascimento CA, Bernardi MIB, Tanomaru-Filho M.
Utilização de óxido de zinco nanoparticulado como medicação intracanal em endodontia: pH e atividade antimicrobiana.

Ata Odontol Latinoam 2013;26:144-8.

67. Gupta SM, Tripathi M.

Uma panorâmica das nanopartículas semicondutoras mais utilizadas na fotocatálise.

High Energy Chem. 2012;46:1-9.

68. Hajihassani N, Alavi O, Karamshahi M, Marashi SM, Khademi A, Mohammadi N. Efeito antibacteriano da nano-clorexidina no biofilme de Enterococcus faecalis no sistema de canais radiculares: Um estudo in vitro.
Dent Res J 2022;19:80.

69. Halkai KR, Halkai R, Mudda JA, Shivanna V, Rathod V. Eficácia antibiofilme de nanopartículas de prata biossintetizadas contra agentes patogénicos endodônticos-periodontais: Um estudo in vitro.
J Conserv Dent 2018;21:662-6.

70. Hoveizi E, Naddaf H, Ahmadianfar S, Gutmann JL.

Encapsulamento de células estaminais endometriais humanas em hidrogel de quitosano contendo nanopartículas de óxido de titânio para reparação da polpa dentária e regeneração de tecidos em ratos Wistar machos.
J BiosciBioeng2023;135:331-40.

71. Huang CS, Hsiao CH, Chang YC et al.

Uma nova abordagem endodôntica na remoção da smear layer utilizando diamantes nano e submicrónicos com irrigação intracanal por oscilação.
Nanomaterials 2023;13:1646.

72. Ioannidis K, Niazi S, Mylonas P, Mannocci F, Deb S.

A síntese do sistema nano prata-óxido de grafeno e a sua eficácia contra biofilmes endodônticos usando um novo modelo de dente.
Dent Mater 2019;35:1614-29.

73. Jamleh A, Sadr A, Nomura N et al.

Teste de nano-indentação de instrumentos endodônticos de níquel-titânio novos e fracturados.
Int Endod J 2012;45:462-8.

74. Jeevanandam J, Barhoum A, Chan YS, Dufresne A, Danquah MK. Revisão sobre nanopartículas e materiais nanoestruturados: história, fontes, toxicidade e regulamentação.
Beilstein J Nanotechnol 2018;9:1050-74.

75. Joudeh N, Linke D.

Classificação, propriedades físico-químicas, caraterização e aplicações de nanopartículas: uma revisão abrangente para biólogos.
J Nanobiotechnology 2022;20:262.

76. Jowkar Z, Hamidi SA, Shafiei F, Ghahramani Y.

O efeito das nanopartículas de prata, óxido de zinco e dióxido de titânio utilizadas como soluções de irrigação final na resistência à fratura de dentes obturados com raízes. Clin CosmetInvestig Dent. 2020;12:141-8.

77. **Karlsson HL, Gustafsson J, Cronholm P, Möller L.**

Toxicidade dependente do tamanho das partículas de óxido de metal - uma comparação entre o tamanho nano e micrométrico.
ToxicolLett 2009;188:112-8.

78. **Khalil R.**

Eletrodeposição de ZnO em meio líquido iónico: estudos físico-químicos das várias etapas [Tese].
Sorbonne: Escola Doutoral da Universidade do Líbano ED388, 2018.

79. **Khan M, Shaik MR, Khan ST et al.**

Aumento da atividade antimicrobiana de nanopartículas de zircónia biofuncionalizadas.
ACS Omega 2020;5:1987-96.

80. **Kim KJ, Sung WS, Suh BK et al.**

Atividade antifúngica e modo de ação das nanopartículas de prata em Candida albicans.
BioMetals 2009;22:235-42.

81. **Kishen A, Shrestha A.**

Nanopartículas para desinfeção endodôntica.

Clin Dent Rev 2018;2:11-7.

82. **Kumar N, Kumbhat S.**

Nanomateriais à base de carbono. In: Kumar N, Kumbhat S, eds. Essentials in Nanoscience and Nanotechnology.
Hoboken: John Wiley & Sons, 2016. p. 189-236.

83. **Kumar R, Umar A, Kumar G, Nalwa HS.** Propriedades antimicrobianas dos nanomateriais de ZnO: Uma revisão. Ceram Int 2017;43:3940-61.

84. **Kumari N, Sareen S, Verma M et al.**

Nanomateriais à base de zircónio: desenvolvimentos recentes em síntese e aplicações.
Nanoscale Adv 2022;4:4210-36.

85. **Lai HZ, Chen WY, Wu CY, Chen YC.**

Nanopartículas antibacterianas potentes para bactérias patogénicas.

ACS Appl Mater Interfaces 2015;7:2046-54.

86. **Lee DK, Kim SV, Limansubroto AN et al.**

Biomateriais compósitos de nanodiamante-guta percha para terapia de canais radiculares.
ACS Nano 2015;9:11490-501.

87. Li Z, Xie K, Yang S, Yu T, Xiao Y, Zhou Y.

Micro-nanoesferas multifuncionais à base de Ca-Zn-Si com propriedades anti-infecciosas, anti-inflamatórias e regenerativas da dentina para aplicação em capeamento pulpar.
J Mater Chem B 2021;9:8289-99.

88. Liang Z, Chen D, Jiang Y et al.

Nanopartículas mesoporosas multifuncionais dopadas com lítio para uma regeneração eficaz da dentina in vivo.
Int J Nanomedicine 2023;18:5309-25.

89. Lin HP, Tu HP, Hsieh YP, Lee BS.

Libertação controlada de lovastatina a partir de nanopartículas de poli(ácido lático-co-glicólico) para capeamento pulpar direto em dentes de rato.
Int J Nanomedicine 2017;12:5473-85.

90. Liu C, Tan D, Chen X, Liao J, Wu L.

Investigação sobre o grafeno e os seus derivados no tratamento de doenças orais.

Int J Mol Sci 2022;23:4737.

91. Liu S, Zeng TH, Hofmann M et al.

Atividade antibacteriana da grafite, óxido de grafite, óxido de grafeno e óxido de grafeno reduzido: membrana e stress oxidativo.
ACS Nano 2011;5:6971-80.

92. Loo SC, Moore T, Banik B, Alexis F.

Aplicações biomédicas de nanopartículas de hidroxiapatite.

CurrPharmBiotechnol 2010;11:333-42.

93. Luong D, Kesharwani P, Deshmukh R et al.

Dendrímeros PAMAM PEGylated: Aumentar a eficácia e atenuar a toxicidade para uma administração eficaz de medicamentos anticancerígenos e de genes.
Ata Biomater 2016;43:14-29.

94. Mandhalkar R, Paul P, Reche A.

Aplicação de nanomateriais em dentisteria de restauração.

Cureus 2023;15(1):e33779.

95. Martinez-Andrade JM, Avalos-Borja M, Vilchis-Nestor AR, Sanchez-Vargas LO, Castro-Longoria E.
Função dupla do EDTA com nanopartículas de prata para o tratamento de canais radiculares - uma nova modificação.
PLoS One 2018;13:e0190866.

96. Mirhosseini F, Amiri M, Daneshkazemi A, Zandi H, Javadi ZS.

Efeito antimicrobiano de diferentes tamanhos de óxido de zinco nano em microrganismos orais.

Front Dent 2019;16:105-12.

97. Moazami F, Sahebi S, Ahzan S.

Descoloração dentária induzida por nanopartículas de prata à base de imidazólio como irrigante intracanal.
J Dent Shiraz Iran 2018;19:280-6.

98. Moradpoor H, Safaei M, Mozaffari HR et al.

Uma visão geral dos progressos recentes nas aplicações dentárias de nanopartículas de óxido de zinco.
RSC Adv 2021;11:21189-206.

99. Moshaverinia A, Ansari S, Movasaghi Z, Billington RW, Darr JA, Rehman IU.
Modificação de cimentos de ionómero de vidro convencionais com N-vinilpirrolidona contendo poliácidos, nano-hidroxi e fluoroapatite para melhorar as propriedades mecânicas.
Dent Mater 2008;24:1381-90.

100. Naseri M, Eftekhar L, Gholami F, Atai M, Dianat O.

O efeito do hidróxido de cálcio e do hidróxido de nano-cálcio na microdureza e na estrutura química superficial da dentina do canal radicular: Um estudo ex vivo.
J Endod 2019;45:1148-54.

101. Nasim I, Kanth Jaju K, Shamly M, Vishnupriya V, Jabin Z. Effect of nanoparticle based intra-canal medicaments on root dentin micro-hardness.
Bioinformation 2022;18:226-30.

102. Nasim I, Shamly M, Jaju K, Vishnupriya V, Jabin Z. Atividade antioxidante e anti-inflamatória de um medicamento intracanal à base de nanopartículas.
Bioinformação 2022;18:450-4.

103. Noronha VT, Paula AJ, Durán G et al.

Nanopartículas de prata em medicina dentária.

Dent Mater 2017;33:1110-26.

104. Obeid MF, El-Batouty KM, Aslam M.

O efeito da utilização de nanopartículas em vidro bioativo nas suas propriedades antimicrobianas.
Restor Dent Endod 2021;46:e58.

105. Oncu A, Huang Y, Amasya G, Sevimay FS, Orhan K, Celikten B. Silver nanoparticles in endodontics: recent developments and applications.
Restor Dent Endod 2021;46:e38.

106. Osmond MJ, Krebs MD.

Compósitos sintonizáveis de quitosano-fosfato de cálcio como agentes de capeamento da polpa dentária com ação de instrução celular.
J BiomaterSciPolym Ed 2021;32:1450-65.

107. Özdemir O, Kopac T.

Progressos recentes nas aplicações de nanomateriais e técnicas de nano-caraterização em endodontia: Uma revisão.
Materiais 2022;15:5109.

108. Paiva L, Fidalgo TKS, da Costa LP et al.

Propriedades antibacterianas e resistência à compressão de novas nanopartículas de prata preparadas num só passo em cimentos de ionómero de vidro (NanoAg- GIC).
J Dent 2018;69:102-9.

109. Pandit S, Gaska K, Kádár R, Mijakovic I. Superfícies biomédicas antimicrobianas à base de grafeno. Chemphyschem 2021;22(3):250-63.

110. Parolia A, Kumar H, Ramamurthy S et al.

Efeito de nanopartículas de própolis contra o biofilme de enterococcus faecalis no canal radicular.

Mol Basel Switz 2021;26:715.

111. Pattanaik S, Jena A, Shashirekha G.

Avaliação comparativa in vitro da eficácia antifúngica de três cimentos endodônticos com e sem incorporação de nanopartículas de quitosana contra Candida albicans.
J Conserv Dent 2019;22:564-7.

112. Pepla E, Besharat LK, Palaia G, Tenore G, Migliau G.

Nano-hidroxiapatite e as suas aplicações em medicina dentária preventiva, restauradora e regenerativa: uma revisão da literatura.
Ann Stomatol 2014;5:108-14.

113. Pushpalatha C, Suresh J, Gayathri VS et al.

Nanopartículas de óxido de zinco: uma revisão das suas aplicações em medicina dentária.

Front BioengBiotechnol 2022;10:917990.

114. Rabea EI, Badawy ME, Stevens CV, Smagghe G, Steurbaut W. Chitosan as antimicrobial agent: Aplicações e modo de ação. Biomacromolecules 2003;4:1457-65.

115. Raghunath A, Perumal E.

Nanopartículas de óxido metálico como agentes antimicrobianos: uma promessa para o futuro.
Int J Antimicrob Agents 2017;49:137-52.

116. Rao AC, Venkatesh KV, Nandini V et al.

Avaliação do efeito de nanopartículas de vidro bioativo carregadas com tideglusib como potencial material regenerativo da dentina.
Mater Basel Switz 2022;15:4567.

117. Raura N, Garg A, Arora A, Roma M.

A tecnologia das nanopartículas e as suas implicações na endodontia: Uma revisão.

BiomaterRes 2020;24(1):21.

118. Rodrigues CT, de Andrade FB, de Vasconcelos LRSM et al. Propriedades antibacterianas de nanopartículas de prata como irrigante de canais radiculares contra biofilme de Enterococcus faecalis e túbulos dentinários infectados.
Int Endod J 2018;51:901-11.

119. Saghiri MA, Asatourian A, Nguyen EH, Wang S, Sheibani N. Matrizes de hidrogel e modelos de neovascularização coroidal para avaliação da atividade angiogénica dos biomateriais da terapia da polpa vital.
J Endod2018;44:773-9.

120. Semmler-Behnke M, Kreyling WG, Lipka J et al. Biodistribuição de partículas de ouro de 1,4 e 18 nm em ratos. Small 2008;4(12):2108-11.

121. Seung J, Weir MD, Melo MA et al.

Um selante de resina modificado: propriedades físicas e antibacterianas.

J Endod 2018;44:1553-7.

122. Shrestha A, Kishen A.

Nanopartículas antibacterianas em endodontia: Uma revisão.

J Endod2016;42:1417-26.

123. Singh AA, Makade CS, Krupadam RJ.

Polímero incorporado com nanoplaquetas de grafeno: Um material endodôntico eficiente para a terapia do canal radicular.
Mater Sci Eng C Mater Biol Appl 2021;121:111864.

124. Song W, Ge S.

Aplicação de nanopartículas antimicrobianas em medicina dentária.

Molecules 2019;24:1033.

125. Sreenivasalu PK, Dora CP, Swami R et al.

Nanomateriais em medicina dentária: Aplicações actuais e perspectivas futuras.

Nanomater Basel Switz 2022;12:1676.

126. Stoor P, Söderling E, Salonen JI.

Efeitos antibacterianos de uma pasta de vidro bioativo em microrganismos orais.
Ata Odontol Scand 1998;56:161-5.

127. Tahriri M, Del Monico M, Moghanian A et al.

Grafeno e seus derivados: Oportunidades e desafios na medicina dentária.

Mater Sci Eng C Mater Biol Appl 2019;102:171-85.

128. Teymoornezhad K, Alaghehmand H, Daryakenari G, Khafri S, Tabari M.
Avaliação da resistência ao microcisalhamento e da microinfiltração de compósitos fluidos contendo nanopartículas de óxido de zinco.
Electron Physician. 2016;8:3289-95.

129. Thomas SC, Harshita null, Mishra PK, Talegaonkar S.

Nanopartículas cerâmicas: métodos de fabrico e aplicações na administração de fármacos.
CurrPharm Des 2015;21:6165-88.

130. Tondnevis F, Ketabi MA, Fekrazad R, Sadeghi A, Abolhasani MM. A utilização de quitosano, para além de nano-hidroxiapatite e fluorohidroxiapatite, promove a proliferação de células estaminais da polpa dentária.
J BiomimBiomaterBiomed Eng 2019;42:39-50.

131. Topala F, Nica LM, Boariu M et al.

Análise de nanopartículas de ouro e prata em soluções irrigadoras endodônticas por tomografia de coerência ótica: Um estudo in vitro. ExpTher Med 2021;22:992.

132. Tran DT, Salmon R.

Potenciais efeitos fotocarcinogénicos dos protectores solares de nanopartículas.

Australas J Dermatol 2011;52(1):1-6.

133. Vasiliu S, Racovita S, Gugoasa IA, Lungan MA, Popa M, Desbrieres J.
Os benefícios das nanopartículas inteligentes em aplicações dentárias.

Int J Mol Sci. 2021;22:2585.

134. Vichery C, Nedelec JM.

Nanopartículas de vidro bioactivas: Da síntese à conceção de materiais para aplicações biomédicas.
Materiais 2016;9:288.

135. Virlan M, Miricescu D, Radulescu R et al.

Nanomateriais orgânicos e suas aplicações no tratamento de doenças orais.
Molecules 2016;21:207.

136. Wang R, Habib E, Zhu XX.

Avaliação das estruturas de empacotamento de cargas em compósitos de resina dentária: Da teoria à prática.
Dent Mater 2018;34:1014-23.

137. Wang Y, Hua H, Li W, Wang R, Jiang X, Zhu M.

Compósitos de resina dentária fortemente antibacterianos contendo nanohíbridos de nanocristais de celulose/óxido de zinco.
J Dent 2019;80:23-9.

138. Wang Z, Zhou Z, Fan J et al.

Hidroxipropilmetilcelulose como transportador de película e hidrogel para nanoprecursores de ACP para proporcionar mineralização biomimética.
J Nanobiotechnology 2021;19:385.

139. Wong J, Zou T, Lee AH, Zhang C.

As potenciais aplicações translacionais das nanopartículas em endodontia.

Int J Nanomedicine 2021;16:2087-106.

140. Wu D, Fan W, Kishen A, Gutmann JL, Fan B.

Avaliação da eficácia antibacteriana de nanopartículas de prata contra o biofilme de Enterococcus faecalis.
J Endod 2014;40:285-90.

141. Xiao S, Liang K, Weir MD et al.

Combinação de compósito dentário multifuncional bioativo com PAMAM para remineralização da dentina radicular.

Materiais 2017;10:89.

142. Ye M, Shi B.

Efeitos tóxicos induzidos por nanopartículas de zircónio em células 3T3-E1 semelhantes a osteoblastos.
NanoscaleResLett 2018;13(1):353.

143. Yin IX, Zhang J, Zhao IS, Mei ML, Li Q, Chu CH.

O mecanismo antibacteriano das nanopartículas de prata e a sua aplicação em medicina dentária.
Int J Nanomedicine 2020;15:2555-62.

144. Yousefshahi H, Aminsobhani M, Shokri M, Shahbazi R.

Propriedades antibacterianas do hidróxido de cálcio em combinação com prata, cobre, óxido de zinco ou óxido de magnésio.

Eur J TranslMyol 2018;28(3):7545.

145. Yudaev P, Chuev V, Klyukin B, Kuskov A, Mezhuev Y, Chistyakov E. Nanomateriais dentários poliméricos: Ação antimicrobiana.

Polymers 2022;14:864.

146. Zakrzewski W, Dobrzyński M, Zawadzka-Knefel A et al.

Aplicação de nanomateriais em endodontia.

Materiais 2021;14:5296.

147. Zarei M, Javidi M, Gharechahi M, Joybari M., Tajzadeh P, Arefnejad M. Uma avaliação in vitro da eficácia antimicrobiana do novo óxido de zinco nano-eugenol (NZOE).
J Dent Mater Tech 2018;7(4):167-73.

148. Zhang X.

Nanopartículas de ouro: Avanços recentes nas aplicações biomédicas.

CellBiochemBiophys 2015;72:771-5.

149. Zhang Y, Ali SF, Dervishi E et al.

Efeitos citotóxicos do grafeno e dos nanotubos de carbono de parede simples em células PC12 derivadas de feocromocitoma neural.
ACS Nano 2010;4(6):3181-6.

150. Zhang Z, Bi F, Guo W.

Avanços na investigação de materiais à base de hidrogel para regeneração de tecidos e remineralização em dentes. Géis 2023;9:245.

Referências na Internet

151. CulturaCiência-Química.

Propriedades das nanopartículas de ouro [Em linha]. Disponível em URL: https://culturesciences.chimie.ens.fr/thematiques/chimie- inorganic/properties-of-nanoparticles-d-
or#:~:text=Les%20propri%C3%A9t%C3%A9s%20physiques%20du%2
0m%C3%A9tal,%2C%20l'or%20devient%20biod%C3%A9gradable.

152. Copo de identificação.

Ficheiros documentais Utilização de um vidro bioativo na

dispositivos médicos implantáveis [Em linha].

Disponível em URL: http://www.idverre.net/veille/dostec/coll06- verre-bioactif/coll06-verre-bioactif.php

153. Wikipédia .

Dióxido de zircónio [Online].

Available from URL: https://fr.wikipedia.org/wiki/Dioxyde_de_zirconium#:~:text=Le%20dio xyde%20of%20zirconium%2C%20or,is%20a%20solid%20crystalline%20white

154. Wikipédia.

Nanotecnologia [em linha].

Disponível em URL:

https://en.wikipedia.org/wiki/Nanotechnology

155. Wikipédia.

Óxido metálico [Online].

Disponível em URL:

https://fr.wikipedia.org/wiki/Oxyde_m%C3%A9tallique

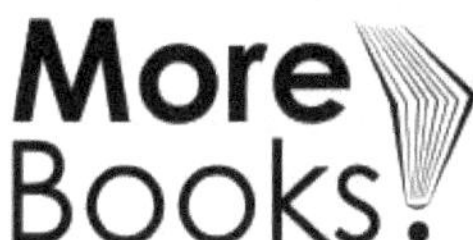

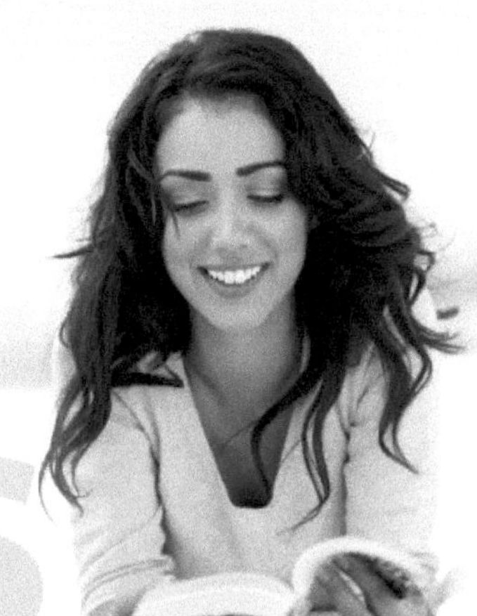

yes

I want morebooks!

Buy your books fast and straightforward online - at one of world's fastest growing online book stores! Environmentally sound due to Print-on-Demand technologies.

Buy your books online at
www.morebooks.shop

Compre os seus livros mais rápido e diretamente na internet, em uma das livrarias on-line com o maior crescimento no mundo! Produção que protege o meio ambiente através das tecnologias de impressão sob demanda.

Compre os seus livros on-line em
www.morebooks.shop

info@omniscriptum.com
www.omniscriptum.com

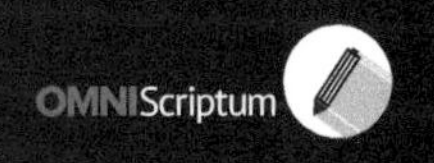

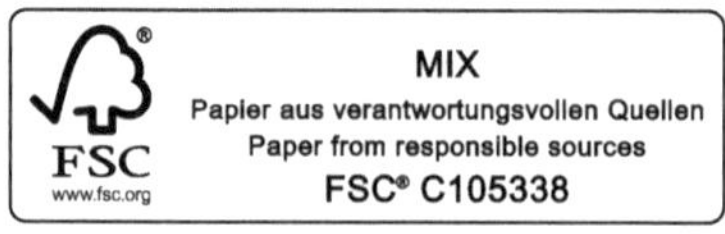

Printed by Books on Demand GmbH, Norderstedt / Germany